中国民间医学丛书

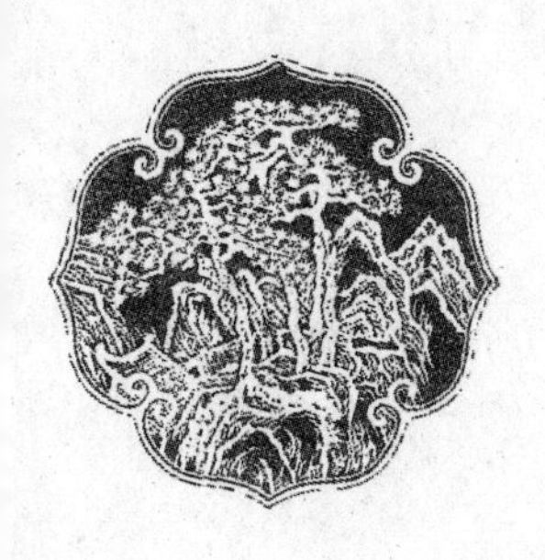

中国民间敷药疗法

刘光瑞 刘少林 著

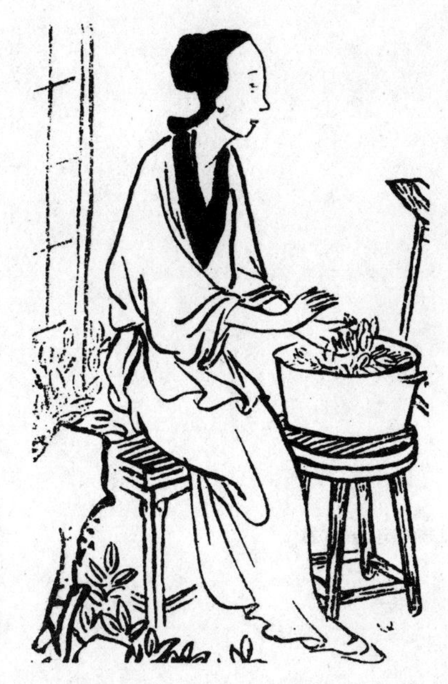

四川科学技术出版社

图书在版编目（CIP）数据

中国民间敷药疗法/刘光瑞等著. - 1版. 一成都：四川科学技术出版社，2007.4（2025.2重印）
（中国民间医学丛书）
ISBN 978-7-5364-6140-6

Ⅰ. 中… Ⅱ. 刘… Ⅲ. 中药外敷疗法
Ⅳ. R244.9

中国版本图书馆CIP数据核字(2006)第162558号

中国民间医学丛书

中国民间敷药疗法

ZHONGGUO MINJIAN FUYAO LIAOFA

著　　者　刘光瑞　刘少林

出 品 人　程佳月
责任编辑　李迎军
助理编辑　王天芳
营销编辑　刘　成　邓玉玲　程东宇
封面设计　李　庆
责任出版　欧晓春
出版发行　四川科学技术出版社
成都市锦江区三色路238号　邮政编码 610023
官方微博 http://weibo.com/sckjcbs
官方微信公众号 sckjcbs
传真 028-86361756
成品尺寸　146 mm × 210 mm
印　　张　5　字数　110　千
印　　刷　四川机投印务有限公司
版　　次　2007年4月第1版
印　　次　2025年2月第9次印刷
定　　价　58.00元

ISBN 978-7-5364-6140-6

邮　　购：成都市锦江区三色路238号新华之星A座25层　邮政编码：610023
电　　话：028-86361770

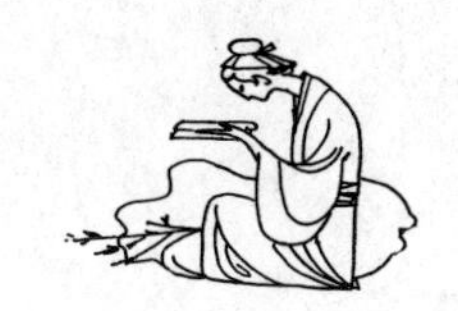

序

重庆刘少林先生是著名的民间医生，行医数十年，与其子刘光瑞先生在实践中积累了丰富的临床经验，收集了大量的流传于民间的单方草药，以及民间各种治病手法的一技之长。这些方药和技术，都是有价值的经验，只要掌握得当，对症下药、对症施术，即可获得奇效。有些小方也能治大病。相信刘少林先生编著的《中国民间草药方》《中国民间刺血术》《中国民间推拿术》《中国民间敷药疗法》《中国民间小单方》《中国民间儿疗图解》等书问世后，定能获得读者的赞赏。

我国医药学的历史悠久，扎根在民间，因此，几千年来流传于民间，未被刊行传世。由于社会与历史的原因，不知有多少民间特效良方、良药和独特的施术方法失传了，这是一个重大的损失。现在尚存于民间的医学应多方发掘，使之传之于世，造福人民。

原卫生部中医司司长、中国民间中医药研究开发协会副会长　吕炳奎

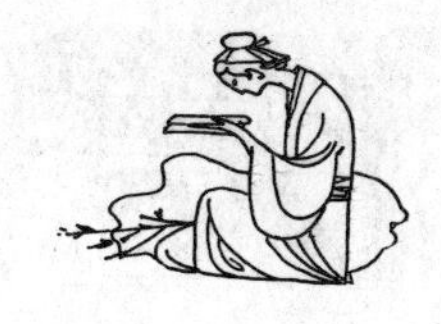

目　录

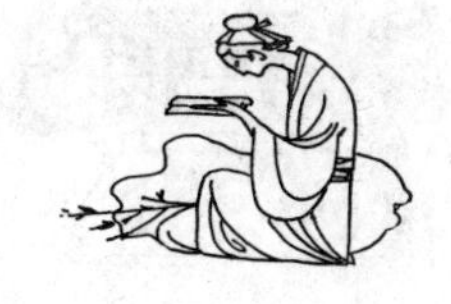

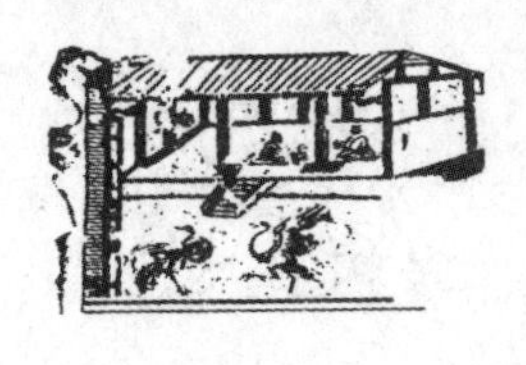

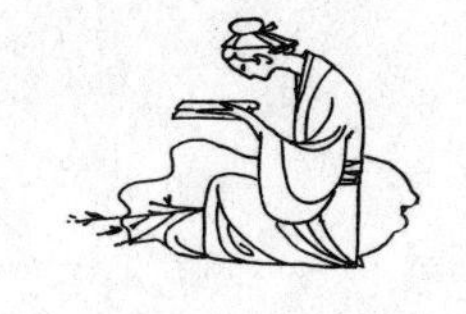

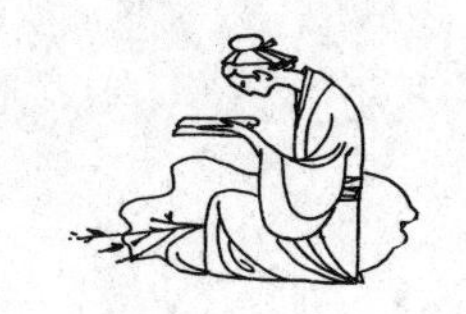

概　述

敷药疗法是祖国医学的宝贵遗产之一，其历史悠久，疗效显著，易学易懂，民间广为应用，并逐渐成为一套独具特色的中药疗法。

敷药疗法主要发挥药力对机体局部的治疗作用，常用于伤、外两科，也广泛运用于治疗内、儿、妇等各科疾病。

敷药疗法运用祖国医学的经络学说，辨证配穴，灵活施术，使外用敷药通过皮毛、经穴、经脉而起作用，达到以肤固表，以表托毒，以经通脏，以穴除邪和扶正强身的目的。

敷药可用单味药物，也可复方配伍；既可用新鲜草木，也可用成药饮片研末，形式多样，方法多种。在复方配伍中，遵循了中医中药君臣佐使的辨证原理和根据敷药通过皮肤、毛囊经络脉、经脉进入内脏这一传导治疗的特性，所以需选用芳香开窍，穿透皮肤力强的药物和润滑肌肤的辅助调和油料。

敷药疗法的特点是简、验、便、安全，一般无副作用，老幼患者均可运用，且疗效观察比较直接，并可在很短时间内显效。新鲜草药在农村随手可采，瓜果蔬菜亦可入药，花钱少，效益高。另外，敷药疗法可配合内服药物对多种疾病进行治疗，除皮肤病外，一般均无拮抗或抑制作用，相反可各治其病，各得其效。下面将分章论之。

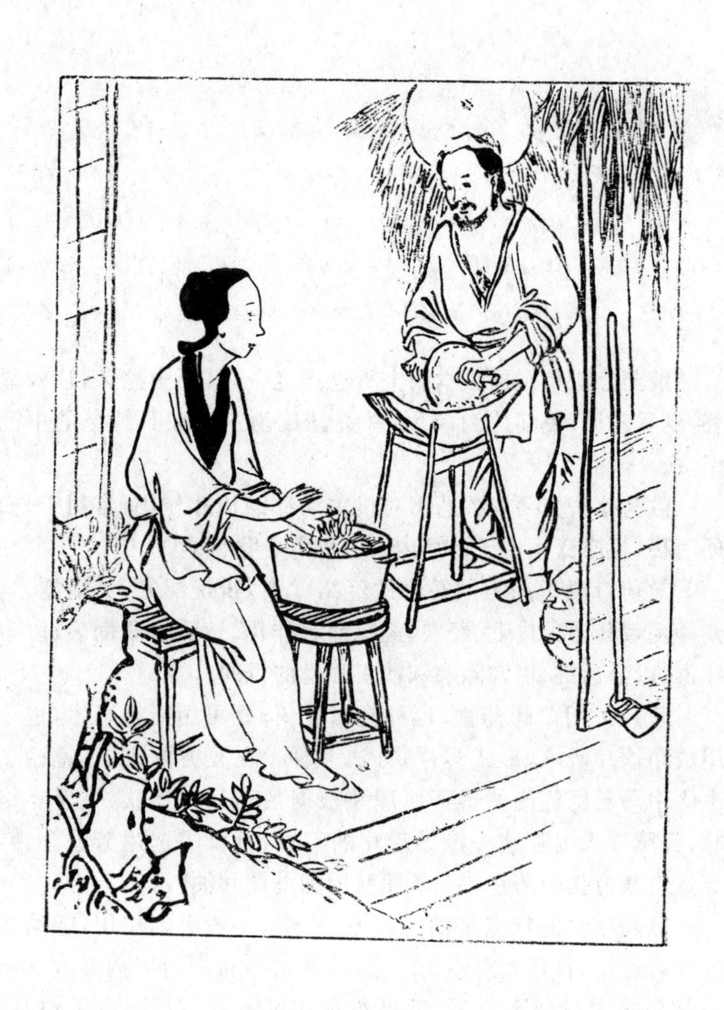

第一章 论敷药

第一节 敷药类型

根据不同调和方法，敷药可分为散剂、膏剂、饼剂、丸剂和糊剂等类型。不论哪种类型，外敷药物都是依靠皮肤，通过经络入内脏，调节人体阴阳，扶正祛邪，达到治病的目的。

一、散剂

【散剂制法】

根据患者的症状确定敷药配方后，首先将配方中的某些药物按要求进行炮制，然后混合加工研成细末；也可把配方中的每一味药材单独进行加工研细，然后酌量调匀。在用白开水或白酒、油料调拌时，应根据患者症状及皮肤干湿燥润等实际情况，分别将敷药料调拌为稀湿状、黏稠状等。临床上常规把药物调拌至湿润为度，既不太干，也不太稀。

【敷贴方法】

患部或穴位应先用酒精擦洗，再敷贴药物，也可在进行推拿、刺血、拔罐后敷药，把敷贴的药物用纱布包扎好。对于胸、腹或活动关节处，可选用胶布贴于药上，但胶布上要剪几个小孔，以便通气，隔 1～3 天更换敷药 1 次。根据病情需要，可在敷药

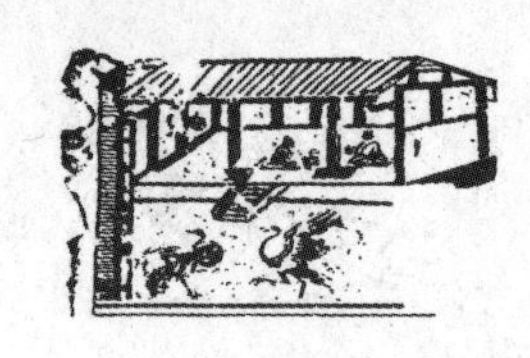

外面进行熨烫或渗透药酒，以增强药效。

【疗效反应】

一般用水调拌的散剂，药性渗透力较弱，开始敷贴无明显反应，仅肿毒红紫患部有冷凉之感。如用的是消肿散热解毒药，敷贴 1 天即有疗效反应。

凡用白酒调拌的散剂，药性渗透力较强，对陈旧性损伤、瘀血包块、内伤疼痛等，在敷贴 1 天以后，皮肤出现瘙痒者，为正常反应，敷贴 3 天后，可换药 1 次。

凡配合推拿、刺血、拔罐等方法者，若散剂敷贴的患部或穴位出现水疱状或流水样液，均为散剂敷药的正常反应，可停敷 1～2 天，再敷贴。

【注意事项】

(1)散剂一定要研成细末，不可有粗粒存在。

(2)散剂一般应加入芳香开窍、具有渗透皮肤能力的药物。

(3)凡患者皮肤有外伤出血、溃烂等，不宜直接用散剂敷贴，可采用专治外伤出血、溃烂的敷药。

【散剂特点】

散剂的特点是制作方法简便，敷贴时药量增减可灵活掌握。凡敷贴穴位，由于药物集中于穴位，故用量不宜过多；凡敷贴患部，药物应散布四周，用量可多些。散剂研成细末后，瓶装密闭可长期存放，需要时随调随用。由于散剂的药性在肌肤上透络传经效果迅速，民间常用于治疗外伤骨折、疮疡肿毒等疾病。

另外，散剂敷料在存放中应注意防潮、防霉、防虫蛀等。凡调拌后的敷料，在临床上只使用 1 次，若是药性较强的敷药，可连续使用 2 次。

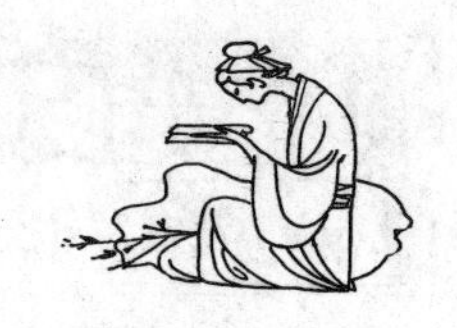

二、膏剂

【膏剂制法】

一般将配方中的药料先用香油浸渍一段时间，然后放入锅内，加入植物油（香油或菜籽油等），用文火慢慢熬炼。待药料焦黄，起锅滤去药渣，再放入一定量的铅丹熬炼。待油脂渐渐变黑，滴入布上成珠状不散（即软硬适度）时，摊涂在一定规格（尺寸）的布、牛皮纸、软胶纸等上面即制成。

【敷贴方法】

临床上使用时，首先应将膏药烤软，然后进行搓揉，将四周药料调揉至厚薄均匀。根据患者病况，在敷贴膏药内，还可添加丹药。丹药一般是在搓揉膏药时一点一点地加入，待膏药微凉后，敷贴于患部。

【疗效反应】

膏药的疗效观察分两种：一种见效快，凡是跌打损伤、红肿胀痛的患者，药贴后，1～3 天就见疗效，开始时患处疼痛减轻，然后红肿渐消，起到了活络镇痛，活血化瘀作用；另一种见效慢，凡是内科疾病、风湿痹证，敷贴后 1 周或 2 周才有所反应，开始皮肤痒痛，然后皮肤起疱，药性渗透入里（即入筋或骨）一般要在 3 天以后。另外，膏药配合其他手法治疗，如刺血、针灸、推拿、拔罐熨烫等，敷贴药性反应十分迅速，敷贴 1 天后皮肤感瘙痒，2～3 天皮肤奇痒难忍，3 天后可取下膏药，如皮肤呈白水疱点状为正常反应。

【注意事项】

（1）膏药的熬炼，一定要掌握火候，用火不可太猛或太弱，不然膏药粘不牢，药性发挥差。

（2）要在敷贴膏药中掺入丹药时，丹药不可太多。可根据病

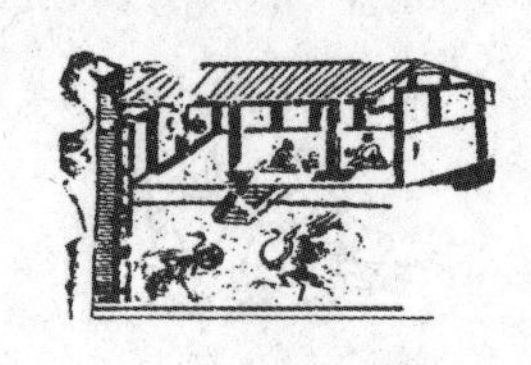

情，适当地增加少量镇痛、祛风、散寒或芳香类丹药。

(3)敷贴膏药后皮肤呈水疱状，可用消过毒的针刺破水疱，隔2天后，再敷贴膏药。

【膏剂特点】

膏剂可保持较长的药性。制作良好的膏剂，可存放数十年之久。在敷贴一定部位或穴位时，可以根据临床需要延长敷贴时间，或用一张膏剂反复多次敷贴。

根据临床辨证，将膏药烤化后，再加入一些丹药，可进一步提高膏剂药效。如患部疼痛，可加镇痛丹药；如患部瘀阻，可加活血通络丹药；若膏药芳香性减弱，可再加入芳香性药物。除加丹药外，也可加入散末药物，然后烤化揉搓拌匀。敷贴时，应掌握膏药的温度，切忌过热烫伤皮肤。

三、饼剂

【饼剂制法】

将药物研成细末，调拌辅料做成饼，或将药物用水直接煎烂或将新鲜药物捣烂，调拌面粉做成饼并放入笼内蒸熟。捣烂新鲜药物或调拌油料类药物时，可直接捏饼敷贴。成形的饼可放在日光下晒干或用文火烘干，以不散为度。在临床上根据患者病情需要，可在饼外层喷上一些药末或药汁，以增强饼剂的药性。

饼剂的制作：可先用一个圆形的套圈，将调拌好的药物放置其中，稍加挤压成形。

【敷贴方法】

敷贴某部位或穴位时，可以将饼剂加热后敷贴，然后用纱布或胶布包扎固定，隔1～2天更换1次。如将饼剂放置在腰带或绷带中包扎一定部位，可半月更换1次。

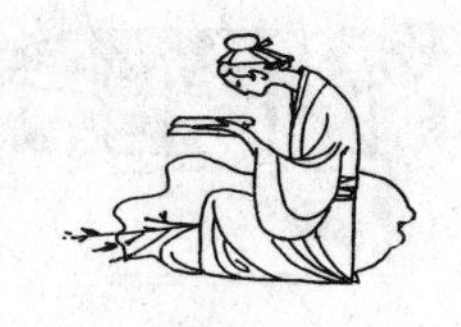

【疗效反应】

饼剂多采用新鲜药物配制，在临床上对部分急性症状敷贴后，在5～60分钟就有疗效反应。其他慢性疾病，一般在2～3天才有所反应。饼剂敷贴初期，皮肤有冷凉感，中期皮肤瘙痒，后期皮肤有水疱或瘾疹。个别患者不适应对皮肤刺激性较强的新鲜药物，不宜过久敷贴，应在1次敷贴后间隔2天再敷贴。

【注意事项】

(1)因饼剂药物多系选用新鲜药物配制，有些药物应蒸熟敷贴，但不能久蒸，以蒸熟为度，以免药性散失。

(2)凡外伤出血或皮肤溃烂等，不宜用饼剂敷贴。如用饼剂作拔毒用或用于急诊止血，在药物配伍上应慎重考虑。

(3)敷贴饼剂后，患者应少走动，避免饼剂散落。

【饼剂特点】

饼剂药性较缓，药物多选用草药或蔬菜、水果等，特别适宜于老年人和婴儿，或有皮肤过敏者。饼剂敷贴对皮肤刺激性不强，敷贴时间为1～2天。治疗时可根据病情随时换药。另外，饼剂敷贴后可适当配合艾条温灸，以使药性较快传导入里。温灸可1天数次，每次时间不宜过长。

四、丸剂

【丸剂制法】

将药物研细成药末，用辅料如蜂蜜、蜡、凡士林等调匀后做成丸粒，然后晒干或烘干。丸剂的大小可根据患者临床的症状灵活掌握。民间传统制丸方法，是用工具一面旋转滚动丸子，一面喷辅料或其他药末。另外，在做丸药时可放入一根线嵌在丸子内，留出一段线头，以便在丸子入窍(如鼻窍、肛窍、女子阴窍等处)后，可缓缓拉出来。

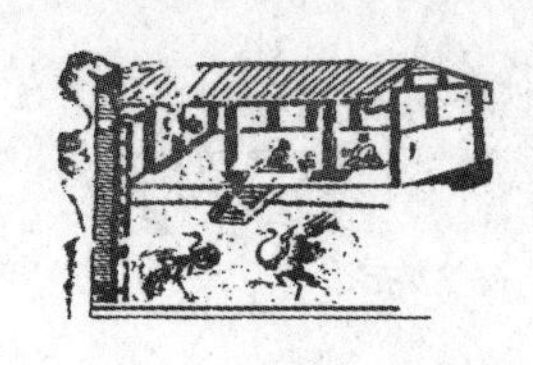

【敷贴方法】

定形后的丸剂直接敷贴于一定部位或穴位上，然后用胶布固定。凡鼻窍、耳窍、口窍、肛窍、女子阴窍等部位施治时，可用麻油或蛋清等先润滑窍部，然后将丸剂缓缓塞入窍内，治疗完毕，慢慢滑动取出。

【疗效反应】

丸剂直接放入窍部，疗效迅速。如腹泻、便秘时塞肛，鼻出血时塞鼻，一般在 1 小时内就有反应。敷贴其他部位时，如药物中含有丹药或剧毒药，药性传导快，疗效反应亦在 1～2 天。一般药性可以维持 3～4 天。

【注意事项】

(1)丸剂药物配方多采用药性强、有毒性的药物，所以，在临床施治中应慎重，切不可内服。

(2)用丸剂敷贴窍部时，如用于耳部、鼻部可稍做大一点，恰好在孔外而不往里掉。而用于肛窍、女子阴窍的丸剂，可稍小一点，正好滑入肛内或阴窍内。

(3)小儿敷贴，应特别小心，因小儿多不愿施治，丸剂放置于窍外为好。

【丸剂特点】

丸剂配方多选用药性较强、毒性药或开窍芳香性强的药物。在临床使用中，主要施治于各窍，如耳、鼻、肛、口、女子阴窍，有一定的回阳救逆作用。但丸剂在制作和治疗上有一定局限性。

五、糊剂

【糊剂制法】

药物加工研成细末后，一般用酒、醋、蛋清、麻油等辅料，或用白开水冷却后调拌药末成糊状；或用新鲜药物洗净后，直接捣

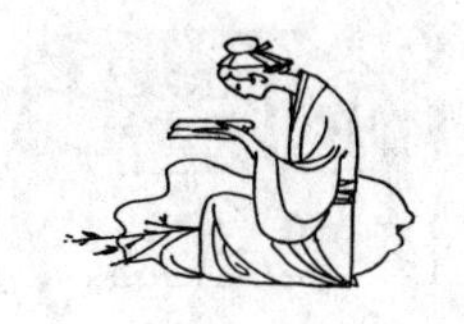

烂成糊状，敷贴于患处。糊剂多选用易溶解、易研成细末的药物，民间常用新鲜草药。

【敷贴方法】

在敷贴的患部或穴位，先用姜汁或白酒擦洗，清除皮肤上的不洁之物；如遇皮肤溃烂或疮毒红肿，应先进行清洗或拔毒处理，然后敷贴糊剂药物。在四肢部位及关节部位敷贴药物时，包扎不宜太紧。

【疗效反应】

用糊剂敷贴治疗高热发烧、红肿疼痛、中暑昏迷、湿热急症等，疗效反应快，在3小时内即有疗效反应；而对跌打损伤、内科疾患，疗效要在3天以后才可见到；疑难杂症要连续敷贴数次，才略见疗效反应。

【注意事项】

(1)糊剂药物一定要研细、捣烂。

(2)凡对皮肤有刺激性的药物或患者皮肤对药物过敏者，均不宜过久敷贴，应1天换1次。

(3)糊剂敷贴后，为增强药物渗透力，可以根据病情变化，在包扎纱布外面适当地洒白酒、醋或其他药液。

【糊剂特点】

糊剂药物取材方便，制作简单，在临床上对热证、肿毒、损伤等疗效显著。糊剂敷贴后，患者皮肤顿感冷凉退热，有健肤活络、消肿泻热的功效。另外，糊剂对外伤性皮肤溃烂、疮疡肿毒等有润肤祛毒、生肌收口的作用。

第二节　敷药的综合治疗

对某一疾病的治疗，在临床上往往是进行综合治疗，敷贴疗法同样常配合推拿、气功、针灸、内服药等进行治疗。临床上综

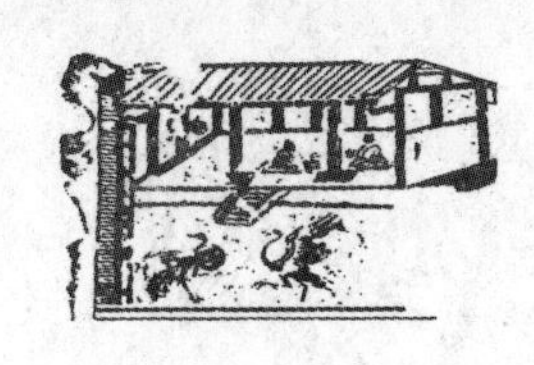

合治疗有的以敷贴为主,其他疗法为辅,也有的以其他疗法为主,敷贴疗法为辅。疗法可灵活掌握,辨证运用。下面分别介绍敷药与推拿、气功、针灸、内服药等在临床上综合运用的作用。

一、敷药加推拿

推拿术主要是通过施术者用不同的推拿手法,如滚、揉、拿、掐、点、按、推、摇等对患者皮肉、筋骨、经脉气血的作用,调理人体内脏功能,达到防病治病的目的。

1. *治疗寒湿凝滞* 凡寒湿凝滞的患者,临床表现为畏寒怕冷、腠理闭塞、疼痛难忍、阳气衰减等。推拿经穴可使气血畅通,推揉皮络可使体表腠理宣开,从而使人体表面皮络或内脏疏通,使诸邪由内外托。施推拿术后加外用敷贴药物,药性经皮络可迅速传至经脉,渗透入里,使患者顿觉皮络有清凉感,达到治病目的。

2. *治疗瘀血内阻* 凡瘀血内阻的患者,临床上易出现痞块疼痛、中风偏瘫、脏腑功能失调等症状。通过推拿可改变气血循行,然后在一定部位或经穴上敷贴药物,药性通过气血循环而影响经脉循行,使脉管扩大,气血流速加快,从而达到活血化瘀的目的。两者巧妙的结合,使瘀血内阻更易消散。

3. *治疗风湿疼痛* 凡风湿疼痛的患者,临床表现为四肢关节酸痛不适、身软乏力等,推拿术可以祛风祛湿。推拿后敷贴药物,通过皮络迅速将药性传导入里,使经脉气血流畅,得温生热,血行气旺,湿邪渐消。

二、敷药加气功

气功是由气功师通过发放外气,直接将自己体内的气,输送到患者一定部位或穴位上,使患者体内气通血畅,阴阳平衡,达

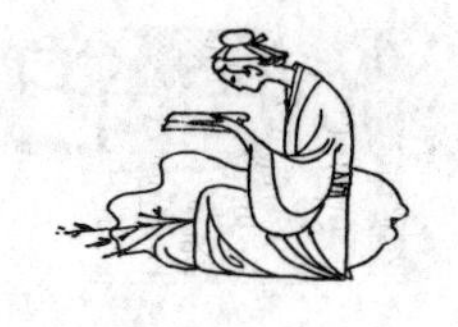

到治病、防病、健身强体的目的。

1. *治疗气滞血瘀*　气滞造成经脉血络受阻，同时也使血循受到影响而产生血瘀。气滞血瘀发生在经脉脏腑内，使内脏各项功能减弱而产生病变。气功师发放外气，外气直接传导至患者经脉、经穴，疏导患者停滞的气血，使气畅血行，从而消除病变。施气功后直接敷贴药物，一方面是继续用敷药接触皮肤达到活血导气、散瘀消滞的目的，另一方面密闭由气功师直接疏通的经脉通道，使气不外流，即闭穴关窍，外固皮毛，内固津液气。

2. *治疗气虚乏力*　凡气虚患者，临床上表现为阳气不足、疲乏身困、气短懒言。通过气功师发放外气，扶助患者阳气，升提阳气，使患者气改变，从而气升腾，循行得气，浑身清爽，然后敷贴一些补虚行气或活血行气药物，以助人体表面卫气紧固，避免经气流失。气功与外敷贴药物的综合治疗，使患者疲乏症状减少或皮毛麻木之感消失，达到补虚行气强身的目的。

3. *治疗气逆妄行*　凡气逆妄行患者，临床上表现为气血上行下窜，忽左忽右，时隐时现，反复异常，情绪波动。气功师通过发放外气，诱导患者经脉内的逆乱气流，归顺人体经脉正常流注，然后敷贴一定药物在四肢的经穴上或胸、腹部位，进一步巩固和调节气逆，抑制患者体内逆乱之气。临床上外敷贴药物可选用行血或凉血之品，以血行气，凉血平气。

三、敷药加针灸

传统的针灸术主要包括针（即银针、三棱针、梅花针、耳针等）、灸（即艾灸、药灸等）。

在患者一定部位、经穴，用银针或艾灸直接施术，可调理人体内阴阳平衡，扶正祛邪。

1. *治疗风热妄逆*　凡风热妄逆者临床上多有感冒发烧、神

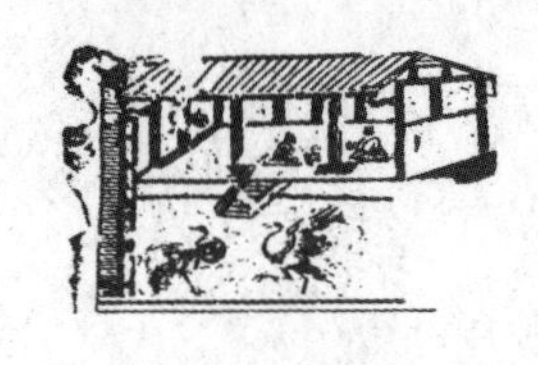

志不清、心烦意乱、口干舌燥等表现，可用梅花针在人体表面络脉上泄热血（即皮络微出血）或用银针施泻，抑制阳经亢盛，平息风邪妄行。趁针灸开穴、宣通腠理之机，敷贴药物在一定部位或穴位上，药性迅速传入经脉，平息风热妄逆。外用的敷贴药物，多选用清热解毒、凉血平风之品。

2. *治疗燥火攻心*　凡燥火攻心患者，临床上多有心情烦躁、狂言谵语等表现。通过针灸一定部位或穴位，可以调节人体阴阳，安神宁志，增强内脏功能，抗拒火毒燥邪内犯。外加用敷药于窍部或一定穴位，可醒神救逆，养阴润燥。临床上外用敷药，多选用芳香开窍、大泻燥火之品。

3. *治疗湿热内生*　凡湿热内生患者临床上多有心烦意乱、喜怒无常或忧愁不语、尿黄便结等表现。针灸作用在于清热凉血、通经利湿，然后敷贴清热解毒、活血祛湿、滋阴凉血的药物，以达清热祛湿、滋阴平阳的目的。湿重者，以祛湿药为主；热重者，以清热解毒药为主。

4. *治疗正气衰减*　凡正气衰减患者，临床上多有四肢厥冷等症状。通过针灸和艾条温灸经脉穴位，使人体内正气复苏，阳气渐旺，四肢得温，血脉畅流。然后外加敷贴强身健体、活血行气药物，一方面使人体正气充盈，扶阳抗邪，另一方面可以通过外敷贴药物闭窍固表，防止邪毒趁虚而入。

四、敷药加内服药

内服药主要是通过肠胃功能润化药物，然后将药性升发转输于各脏腑或经脉气血之中，使体内与体表各种疾病得到根除。

1. *治疗寒热往来*　凡寒热往来患者，临床上常出现时冷时热，或上寒下热，或下寒上热，或左右肢体寒热不一等症状。内服药多以治本为主，使体内得到根本治理，而敷贴药物，多以治

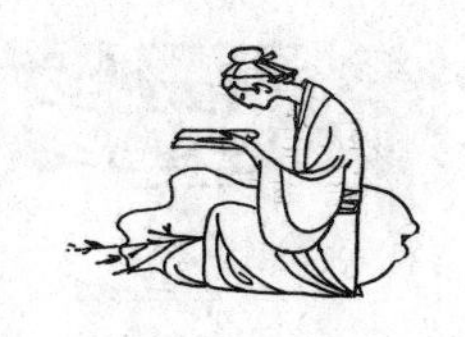

标为主。内服与敷贴结合可以标本同治，效果甚佳。如内寒腹泻、腹痛，表现为上身、头部发热，口干，可用内服药散寒发表，止泻镇痛，外加敷贴清热解毒、降火滋阴药物，使内外寒热消除，人体阴阳平衡，达到治病的目的。

2. 治疗虚实并存　凡虚实症状并存患者，临床上表现为虚弱体质，其某脏腑虚衰而另一脏腑实邪结聚。以内服药扶正祛邪，补虚泻实为主，再辅以敷贴药物，以泻实补虚，固摄补益，内外夹攻病邪，疗效更佳。

3. 治疗内疾外伤　凡内疾外伤患者，临床上表现为旧病未愈，新伤又添，如身患慢性病，又遭跌打损伤。内服药以治疗慢性病为主，兼治外伤，而外敷药物以治新伤为主，这样内疾外伤同时施治。如果只用外敷药治外伤，又恐外用药物诱发慢性病的复发或加重；如只用内服药物，而新伤又难以愈合。所以，在治疗内疾外伤时应考虑到人的整体因素，即内外、新伤旧疾互为牵连，互为影响，应内外同治或各治其症。

4. 治疗疑难杂症　疑难杂症患者，临床上多因体质虚弱，同时有几个脏腑患病，内外均病，上下血脉不通；或原因不明，难以确诊等。临床上要仔细辨证，确定内服药物是以扶本为主，还是以泻实为主，是应猛攻，还是缓缓而行施药，均应根据病情而论，灵活掌握，切不可错失良机。而外敷贴药物的运用可以从3个方面考虑：①敷贴的药性与内服药性相反，内外反治；②敷贴的药性与内服药性相同，里外夹攻；③敷贴的药性或选穴与内服药性各不相干，各施其治。

第三节　敷药的特点

从整体来说，敷药的特点与中医内服药治病的特点是一致的，但外敷贴药物有直接作用于人体皮肤经络、经穴和经脉的作

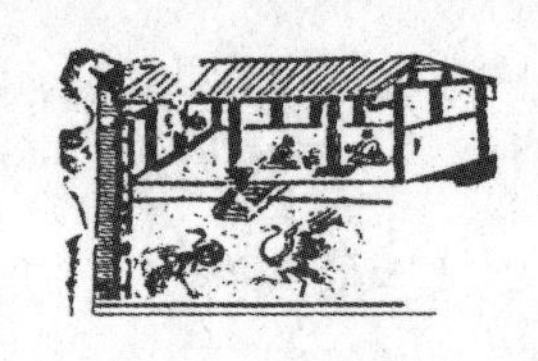

用，靠经络、经穴和经脉迅速传导药性，达到较快治愈疾病的目的，这点与内服药物治病不一样。下面分别介绍外敷贴药物在新旧损伤、寒热症状、内病外治、配方用穴等方面的特色。

一、新、旧损伤

人体损伤主要分两类：新伤与陈旧性损伤。前者发病急，疼痛剧烈，后者发病缓慢，有隐痛或阵痛感。治疗时除应先辨明新伤与陈旧性损伤外，选配外敷贴药物时也要有区别。

1. 新伤　在选药配伍上应多选用清热消肿、活血化瘀、活络镇痛等药物，配合针灸、推拿、拔罐等方法治之。如新伤在表（即伤及皮络），2次敷贴药物后即可见效，敷贴后进行热烫熨。如新伤在里（即伤及五脏六腑九窍），敷贴药物多选用芳香开窍、渗透力强的药物，配合内服中、西成药，并辅以针灸、推拿、气功等治之。另外，治新伤敷贴的药物应勤换。如有外伤出血或溃烂肿毒，应先止血或将恶血排出，然后外敷贴药物。

2. 旧伤　治疗时应多选用通经活络、追风祛湿、镇痛散瘀等敷贴药物，并配合内服药、针灸等。凡旧伤在表，显露于皮肤者，临床上施治多采用糊剂；凡旧伤在里，留聚经脉、筋骨者，多选用散剂敷贴，配合针刺、拔罐；凡旧伤在内脏、窍穴者，可用丸剂、膏剂敷贴。旧伤一般敷贴时间稍长，配合内服药、药酒等治疗；凡新、旧伤兼有者，先治新伤为主，兼治旧伤。在药物选方上，要考虑两者通用药物施治。

二、寒、热症状

对寒热症状的辨证用药，主要是从下列两个方面考虑：①从患者皮肤呈现的热度或冷（即寒）度来确定其外敷贴药物；②从患者内在反映的各种热或寒的症状来确定选用外敷贴药物或施

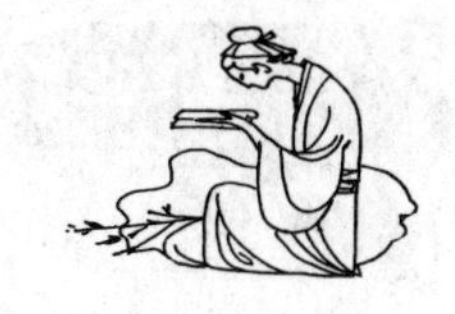

术穴位。

1. 寒证　人体皮络受寒，触之感皮肤冷凉，患者自觉麻木。凡寒湿入络，首先应施以推拿、针灸以及热熨方法，然后敷贴解表散寒、活络祛风药物。寒邪入里者，内服散寒解表、发汗温经药物，外敷贴应选用活血开窍、宣通腠理药物，内外兼治。

2. 热证　人体皮肤发热（即感冒发烧），触之皮肤滚烫或出现疮疡肿毒，皮肤红肿。外敷贴药物可选用清热解毒、润肤泻火之品。凡热邪入人体内脏、筋骨，表现为心烦狂躁，神志不清，口渴唇裂，喜饮冷食。当内热毒邪托外，皮肤出现疮毒肿结，便结尿黄，临床上可内服泻火滋阴药物，外用敷贴凉血清热、解毒退火药物。

3. 寒热并存　临床表现为寒热往来，时冷时热，畏寒怕热，疲乏身困，情绪异常等，在施治上应寒热同治。如内寒外热者，内服药以散寒发表、温经扶阳为主，外加敷贴清热解毒、凉血退火之品；如内热外寒者，内服泻火祛热、通利二便之药物为主，外加敷贴活血散寒、宣通腠理之品。

三、内病外治

内病，即五脏六腑、经脉骨骼之病变。内脏疾病用外敷贴药物治疗，主要是在人体皮肤经络、经穴、窍部敷贴药物，通过经脉传导药性，即由人体表面孙络→络脉→经脉→筋骨→脏腑层层传导药性。初期药性在孙络，然后传入络脉；中期药性在经脉，此时表面孙络出现痒痛或奇痒难忍；后期药性在筋骨、脏腑，而表面孙络呈水疱状或白色疱点，可确认药性入里，并取下敷贴药物，隔 2 天换药重敷。

季节变化：季节气候的变化与外敷贴药物疗效有一定关系，分为两个方面：一是季节病证，因人体随季节变化而产生的病

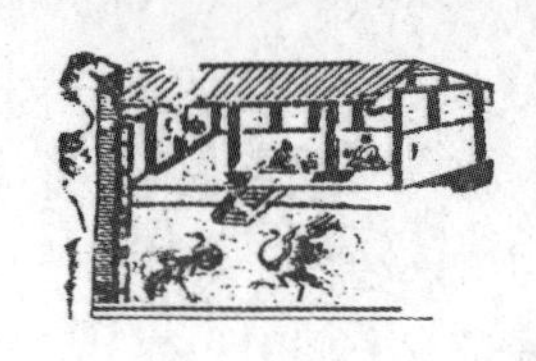

证，外敷贴药物应考虑季节变化。如夏天采用清热解毒药为主，冬天采用解表散寒药为主。非季节变化症状，在配伍药物中可考虑季节变化用药，但要配伍适当。比如，冬天内脏损伤，外敷贴药物应以活血化瘀为主，但也应考虑解表散寒药物。夏天内脏损伤，外敷贴药物应以活血通络为主，但也应考虑清热解毒药物。另一方面在选用外用敷贴药物时，可以首先考虑选用当季的新鲜药物捣汁敷贴。

四、配方用穴

外敷贴药物与内服药配方在选药上有一定区别，但许多外敷贴药物在临床上可以内外通用，如镇痛、活血、舒筋、清热等药物。用于外敷贴时药物毒副作用减小，即使由峻猛药物配伍的外用敷贴药，直接造成的副作用也极小，可大胆地选用。外敷贴药辨证配方时，除了必须辨明患者症状外，还要考虑配方对患者的皮肤是否有刺激、致敏作用。临床上外敷贴药配方既有灵活的一面，又有严格选方入药的一面，不然将适得其反。

外敷贴药物所选用穴位，原则上与针灸用穴是一致的，但对某些疾病却有一些区别：①外敷贴药物多数直接选痛点穴位，即针灸常用的"阿是穴"，便于药物的直接渗透；②多选用窍穴，因窍穴与内脏有密切关系；③以主穴位点为中心点，兼贴周围其他穴位。

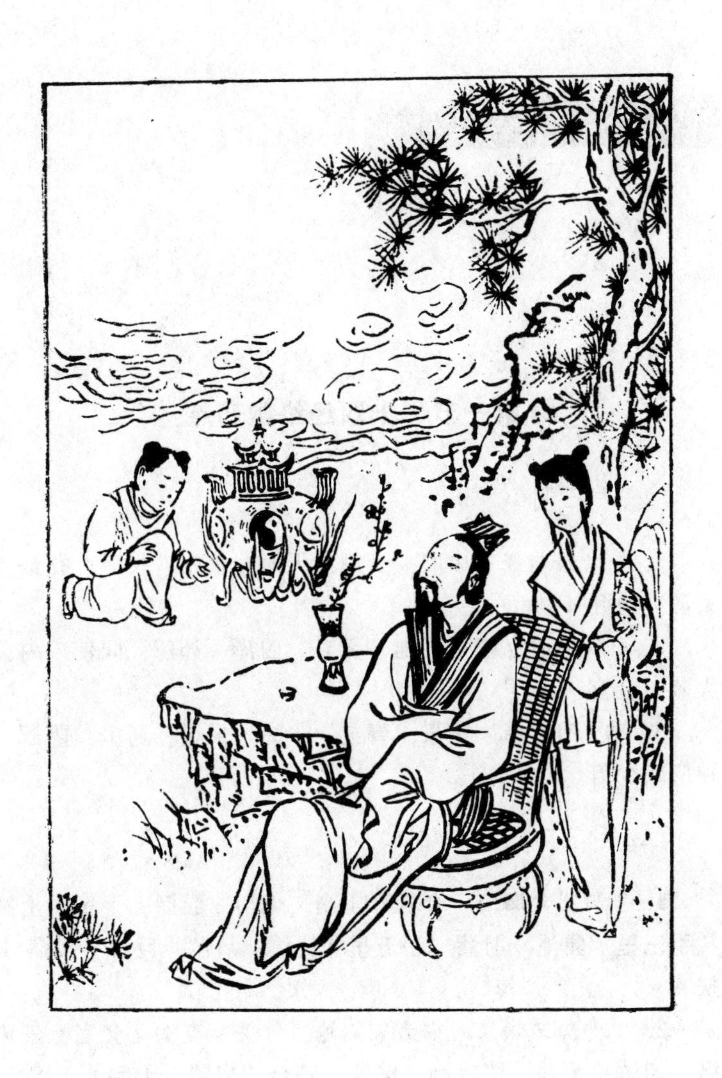

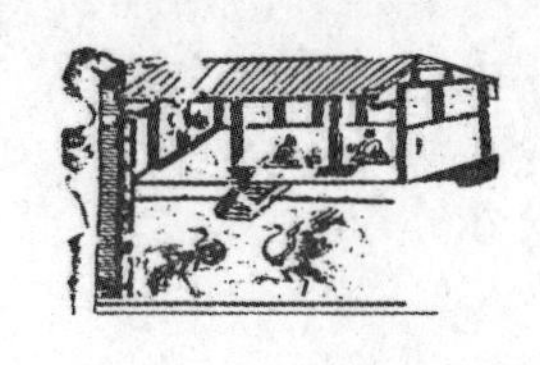

第二章 敷药点与部位

第一节 十四经络敷药点

一、手三阴

1. 手太阴肺经 中府 云门 天府 侠白 尺泽 孔最 太渊 鱼际

2. 手厥阴心包经 天池 天泉 曲泽 郄门 间使 内关 大陵 劳宫

3. 手少阴心经 极泉 青灵 少海 灵道 通里 阴郄 神门 少府

二、手三阳

1. 手阳明大肠经 合谷 阳溪 偏历 温溜 下廉 上廉 手三里 曲池 肘髎 手五里 臂臑 肩髃 巨骨 天鼎 扶突

2. 手少阳三焦经 中渚 阳池 外关 支沟 会宗 三阳络 四渎 天井 清冷渊 消泺 臑会 肩髎 天髎 天牖

3. 手太阳小肠经 腕骨 阳谷 养老 支正 小海 肩贞 臑俞 天宗 秉风 曲垣 肩外俞 肩中俞

三、足三阳

1. 足阳明胃经　颊车　人迎　气舍　缺盆　气户　库房　屋翳　膺窗　乳中　乳根　不容　承满　梁门　关门　太乙　滑肉门　天枢　外陵　大巨　水道　归来　气冲　髀关　伏兔　阴市　梁丘　犊鼻　足三里　上巨虚　条口　下巨虚　丰隆　解溪　冲阳　陷谷　内庭

2. 足少阳胆经　肩井　渊液　辄筋　日月　京门　带脉　五枢　维道　居髎　环跳　风市　中渎　膝阳关　阳陵泉　阳交　外丘　光明　阳辅　悬钟　丘墟　足临泣　地五会　侠溪

3. 足太阳膀胱经　大杼　风门　肺俞　厥阴俞　心俞　督俞　膈俞　肝俞　胆俞　脾俞　胃俞　三焦俞　肾俞　气海俞　大肠俞　关元俞　小肠俞　膀胱俞　中膂俞　白环俞　上髎　次髎　中髎　下髎　会阳　附分　魄户　膏肓俞　神堂　谚谑　膈关　魂门　阳纲　意舍　胃仓　肓门　志室　胞肓　秩边　承扶　殷门　浮郄　委阳　委中　合阳　承筋　承山　飞扬　跗阳　昆仑　仆参　申脉　京骨　束骨

四、足三阴

1. 足太阴脾经　太白　公孙　商丘　三阴交　漏谷　地机　阴陵泉　血海　箕门　冲门　府舍　腹结　大横　腹哀　食窦　天溪　胸乡　周荣　大包

2. 足厥阴肝经　太冲　中封　蠡沟　中都　膝关　曲泉　阴包　足五里　阴廉　急脉　章门　期门

3. 足少阴肾经　涌泉　然谷　太溪　大钟　水泉　照海　复溜　交信　筑宾　阴谷　横骨　大赫　气穴　四满　中注　肓俞　商曲　石关　阴都　通谷　幽门　步廊　神封　灵墟

神藏　彧中　俞府

五、任督二脉

1. 任脉　承浆　廉泉　天突　璇玑　华盖　紫宫　玉堂　膻中　中庭　鸠尾　巨阙　上脘　中脘　建里　下脘　水分　神阙　阴交　气海　石门　关元　中极　曲骨　会阴

2. 督脉　神庭　大椎　陶道　身柱　神道　灵台　至阳　筋缩　中枢　脊中　悬枢　命门　腰阳关　腰俞　长强

第二节　经外奇穴敷药点

一、头颈部

印堂　太阳　鼻窍　耳窍　眼窍　口窍

二、胸腹部

龙颔　新肋头　里期门　马蜞斑　肓募　命关　始素　腋门　九曲中府　梅花　丹田　脐中　四边　关寸　卒腹痛　气中　水道　血门　横纹　横骨

三、背腰部

脊三　脊部之五柱　九连环　大椎四花　阳斑　七步斑　佗脊　热府　气喘　气海俞　阴斑　麦粒肿　腰眼　肛窍　阴窍

四、上下肢部

内踝尖　肩峰　肘峰　膝眼

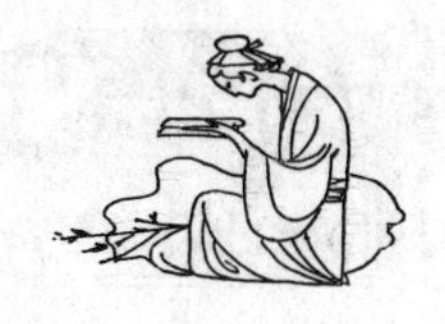

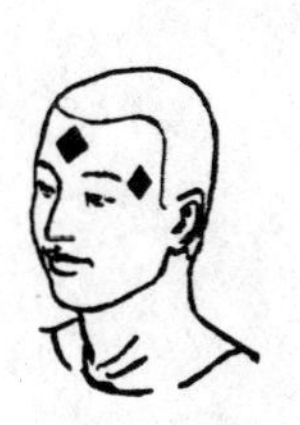

图1 头颈部敷药点

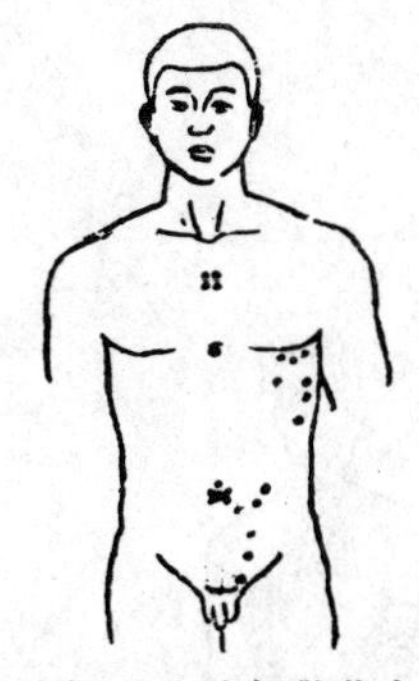

图2 胸腹部敷药点

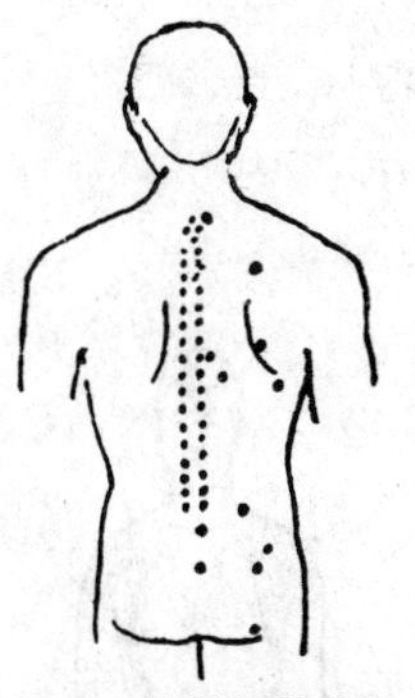

图3 背腰部敷药点

第三节 人体敷药部位

一、头颈部

额面 头顶 颈后窝 颈两侧

二、身躯部

胸心窝 胸两侧 两胁 腹部 腹两侧 肩部 两肩胛 背心 背两胁侧 命门处 两腰侧 八髎

三、上下肢部

手心 腕关节 肘窝 足心 踝关节 膝窝

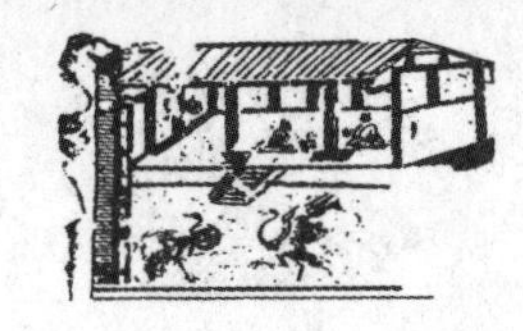

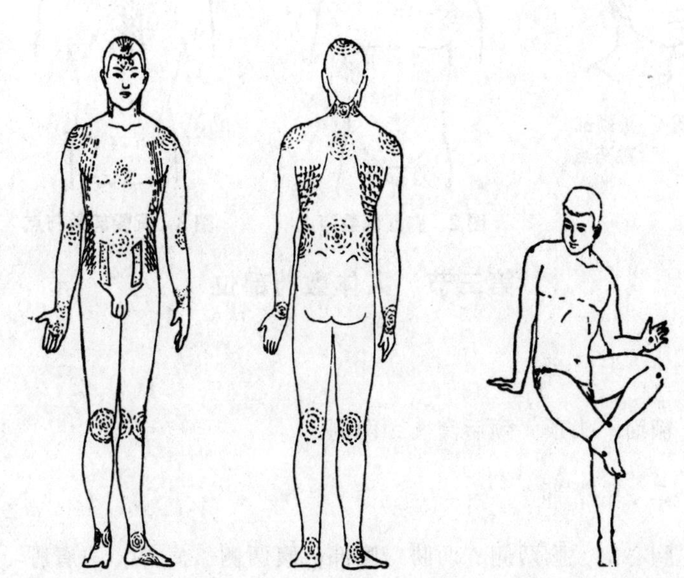

图4 身躯部敷药点(前) 图5 身躯部敷药点(后) 图6 上下肢部敷药点

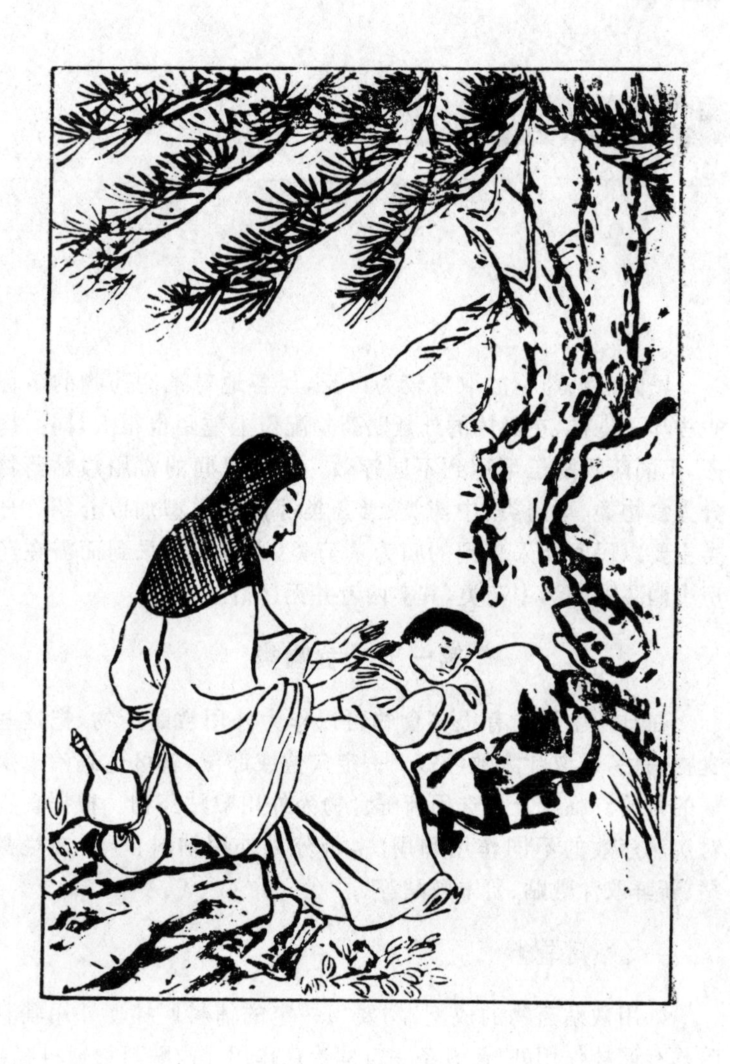

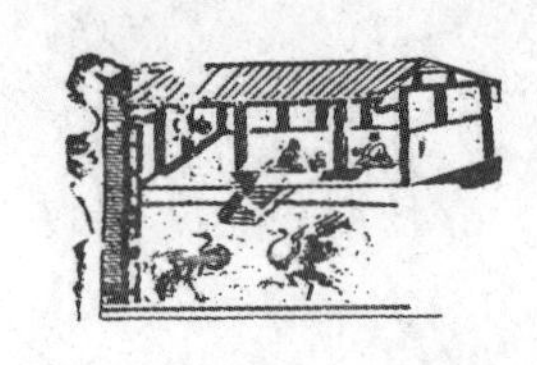

第三章　常用敷药

民间敷贴药物的取材较为广泛，但各地对某些药物的名称叫法却不一样，在具体的外敷贴药物配伍上差距也很大，同一病证，不同药物配伍可达到不同疗效。现把民间的常用敷贴药物分为食物类、草药类、中药类、毒药类等四种类型加以介绍。分类主要以民间能采集到的归为草药类，当地无法采到而需在药房中购买的归为中药类，其实两者并无严格的区分。

第一节　食物类

在日常生活中有很多食物可以作为外用敷贴药物，把这些食物捣烂，或取汁涂敷（贴）于一定穴位或部位，就可达到治疗疾病的目的。临床上多选用新鲜食物为外用敷贴药物。根据食物对疾病疗效的不同作用和用法，可分为外用辅料、新鲜捣烂敷贴、新鲜取汁敷贴、研末敷贴等。

一、外用辅料

外用敷贴药物的成型，均要用一定的辅料调拌。外用辅料除具有调拌作用外，还具备一定的治疗作用。敷贴药物辅料有：

酒

【性味】甘、苦、辛，温，有毒。

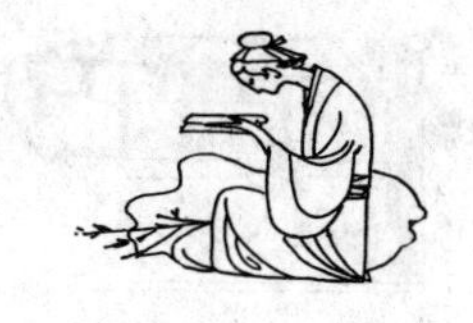

【归经】归心、肝、肺、胃经。

【外用】通血脉、御寒气、活血通络、解表祛邪。治风寒痹痛，筋脉挛急，跌打损伤。

醋

【性味】酸、苦，温。

【归经】归肝、胃经。

【外用】活血散瘀、消肿镇痛、清热解毒、止血杀虫。治阴部瘙痒，痈疽疮肿。

麻油

【性味】甘，凉。

【归经】归大肠经。

【外用】润肌健肤、润燥通便、泻火解毒。治溃疡疮肿，疥癣，皮肤皲裂。

蜂蜜

【性味】甘，平。

【归经】归肺、脾、大肠经。

【外用】清热消肿、润肤活络、镇痛凉血、润燥解毒。治口疮，烧伤烫伤，便秘。

蛋清

【性味】甘，凉。

【外用】清热解毒、消肿镇痛。治皮肤溃烂，跌打损伤，烧伤烫伤。

人乳

【性味】甘、咸，平。

【归经】归心、肺、胃经。

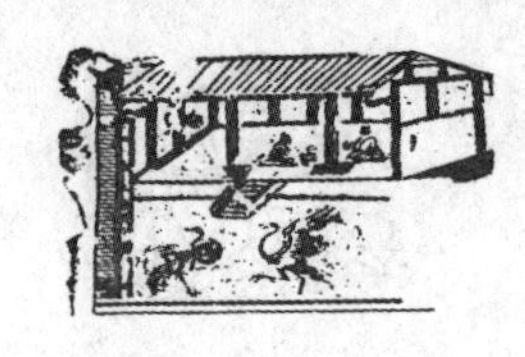

【外用】清热泻火、润肤健肌。治疮疡肿结，目赤红肿。

桐油

【性味】甘、辛，寒，有毒。

【外用】探吐风痰。治疮疡肿毒，烧伤烫伤，皮肤诸疾。

米糠油

【性味】甘、辛，平。

【归经】归胃、大肠经。

【外用】治皮肤燥裂，疮疡肿毒，红肿损伤。

米汤

【性味】甘，平。

【外用】润肤健肌、生肌培气、润养经络。

二、新鲜捣烂敷贴

新鲜的蔬菜、水果捣烂，外敷贴于一定部位或穴位，有直接治疗疾病的作用。新鲜捣烂，能保持原食物的药性。用之得当，疗效甚佳。

苦瓜

【性味】苦，寒。

【归经】归心、脾、胃经。

【外用】清热解毒、退火凉血。治疮疡肿毒，烧伤烫伤，皮肤痒痛，赤眼疼痛，丹毒。

南瓜

【性味】甘，温。

【归经】归脾、胃经。

【外用】治枪伤刀伤，伤口溃烂，烧伤烫伤。

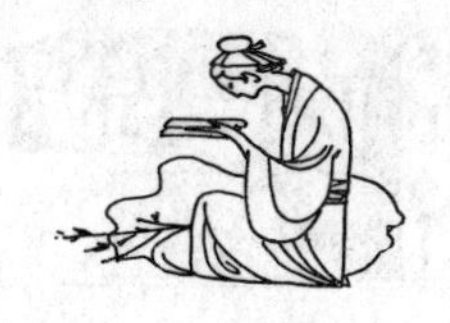

丝瓜

【性味】甘，凉。

【归经】归肝、胃经。

【外用】追风祛湿、清热解毒。治跌打损伤，红肿瘀血，乳痈痞块，疔疮痈肿。

西瓜

【性味】甘，寒。

【归经】归心、胃、膀胱经。

【外用】美容健肤、消肿润皮、清热解毒。治皮肤奇痒，烧伤烫伤，口疮。

大蒜

【性味】辛，温。

【归经】归脾、胃、肺经。

【外用】解毒消肿。治鼻衄，痈疮肿毒，白秃癣疮，蛇虫咬伤，呕血尿血。

藕

【性味】甘，寒。

【归经】归心、脾、胃经。

【外用】清热凉血、益血生肌、活血散瘀。治无名肿毒，疮疡肿块。

生姜

【性味】辛，温。

【归经】归肺、胃、脾经。

【外用】活络通经、散寒泻热、宣通腠理。治转筋寒痛，风寒感冒，跌打损伤。

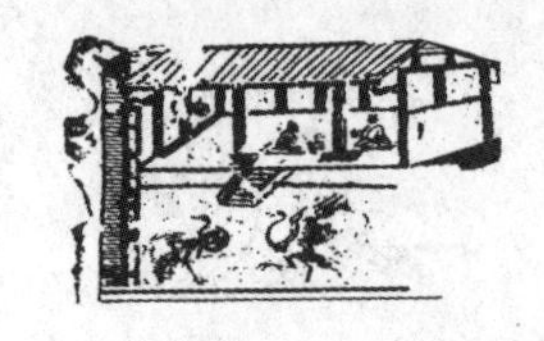

葱白

【性味】辛,温。

【归经】归肺、胃经。

【外用】舒筋活络、散瘀消结。治跌打损伤,痈肿疼痛,寒湿腹痛。

鸡蛋黄

【性味】甘,平。

【归经】归心、肾经。

【外用】清热解毒。治伤口不愈,烧伤烫伤,热疮湿疹。

红糖

【性味】甘,温。

【归经】归肝、脾、胃经。

【外用】活血化瘀。治火烧水烫,无名肿毒。

韭菜

【性味】辛,温。

【归经】归肝、胃、肾经。

【外用】散瘀解毒。治跌打损伤,虫蝎螫伤,胸痹,腰痛,中暑昏迷。

黄瓜

【性味】甘,凉。

【归经】归脾、胃、大肠经。

【外用】清热解毒。治烫伤疮毒,跌打红肿。

广柑

【性味】辛、微苦,温。

【归经】归肝经。

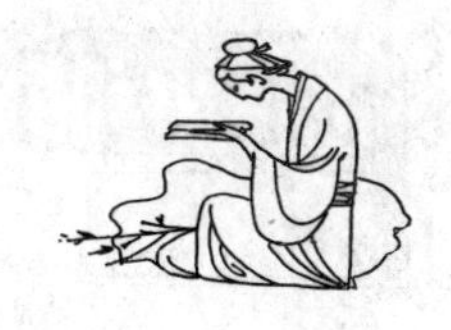

【外用】行气活血、清热散瘀、消积导滞。治胸胁气痛。

乌梅

【性味】酸，温。

【归经】归肝、脾、肺、大肠经。

【外用】清热解毒。治虫积腹痛，牛皮癣，小儿头疮。

梨

【性味】甘、微酸，凉。

【归经】归肺、胃经。

【外用】治湿热肿毒，火烫疮疖，小儿咳喘。

萝卜叶

【性味】辛、苦，平。

【归经】归脾、胃经。

【外用】治妇女乳肿，乳汁不通，无名肿毒，脓疮。

羊脑

【性味】甘，温。

【归经】归脾、肾经。

【外用】滋润皮肤。治跌打内伤，骨折筋损。

冬瓜

【性味】甘、淡，凉。

【归经】归肺、大肠、小肠、膀胱经。

【外用】清热解毒。治夏季痱子奇痒难忍，疮疡红肿疼痛。

甘薯

【性味】甘，平。

【归经】归脾、胃、肾经。

【外用】治痿痹，跌打损伤，外伤出血。

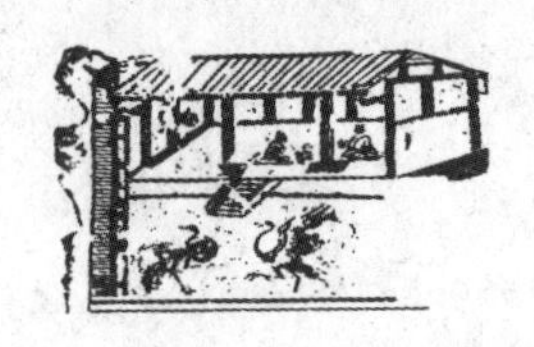

三、新鲜取汁敷贴

选用新鲜的蔬菜、水果，挤压取出一小部分汁液，然后直接外涂敷(贴)患部或调拌其他药物外敷贴于一定部位或穴位，达到治疗疾病的目的。或将新鲜的藤或根、叶洗净，用水浸泡一段时间后加工取汁，外敷贴在一定部位或穴位。

柿子

【性味】甘、涩，寒。

【归经】归心、肺、大肠经。

【外用】泻火镇痛。治火疮痈肿。

苦瓜藤

【性味】苦，寒。

【归经】归心、脾、胃经。

【外用】清热解毒。治痈肿丹毒，恶疮溃烂，筋骨湿热胀痛，赤眼疼痛。

南瓜藤

【性味】甘、苦，微寒。

【归经】归肝、脾经。

【外用】活血通络。治伤筋损骨，烫伤溃烂。

丝瓜藤

【性味】苦，微寒，有小毒。

【归经】归心、脾、肾经。

【外用】舒筋活血。治四肢麻木，风寒湿痹，跌打损伤。

猪苦胆

【性味】苦，寒。

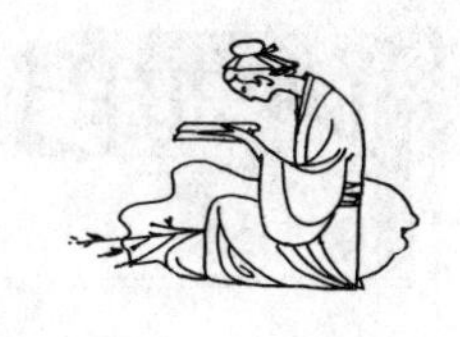

【归经】归肝、胆、肺、大肠经。

【外用】清热解毒。治疮疡肿毒，湿疹奇痒，痈肿疔疮。

萝卜

【性味】辛、甘，凉。

【归经】归肺、胃经。

【外用】清热解毒、通经活络。治跌打损伤，烧烫伤，脘腹气胀。

大蒜

【性味】辛，温。

【归经】归脾、胃、肺经。

【外用】解毒消肿。治鼻衄，痈疮肿毒，白秃癣疮，蛇虫咬伤，呕血尿血。

藕

【性味】甘，寒。

【归经】归心、脾、胃经。

【外用】清热凉血、益血生肌、活血散瘀。治无名肿毒，疮疡肿块。

甘蔗

【性味】甘，寒。

【归经】归肺、胃经。

【外用】止血消肿、散瘀行血。治伤筋动骨。

柠檬

【性味】酸，寒。

【归经】归胃、肾、肝经。

【外用】清热解毒、消肿镇痛、活血化瘀。

玉米心

【性味】甘，平。

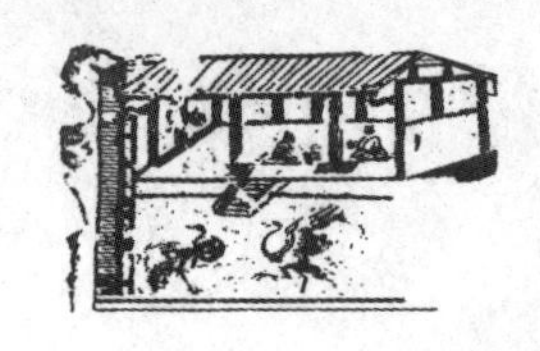

【归经】归胃、大肠经。

【外用】治婴儿血风疮,无名肿毒,皮肤湿疹,疮毒。

韭根

【性味】辛,温。

【归经】归肝、胃、肾经。

【外用】续筋骨、祛瘀血、回阳救急。治跌打损伤,癣疮。

豇豆根

【性味】甘,平。

【归经】归脾、肾经。

【外用】治疔疮疼痛,虫蛇咬伤,外伤红肿。

香蕉

【性味】甘,寒。

【归经】归心、胃经。

【外用】清热解毒、生肌润肤。治皮肤干裂,伤口久不愈合。

四、加工研末敷贴

将一定的食物加工研成细粉末状,调拌辅料,外敷贴在一定的部位或穴位,达到治疗疾病的目的。经临床观察,加工后的药末更能发挥药效。

丝瓜络

【性味】甘,平。

【归经】归肝、胃经。

【外用】止血生肌、通经活络。治胸胁疼痛,腰痛腹痛,痈肿疮毒。

花椒

【性味】辛,温,有毒。

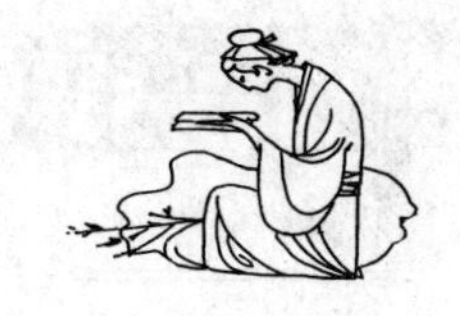

【归经】归脾、肺、肾经。

【外用】温中散寒、活血止痛。治风湿寒痹，四肢乏软，跌打损伤。

田螺

【性味】甘、咸，寒。

【归经】归膀胱、肠、胃经。

【外用】治痔疮便血，目赤肿痛，疔疮肿毒，伤口不愈。

黑芝麻

【性味】甘，平。

【归经】归肝、肾经。

【外用】养血舒筋、生肌长肉、败毒消肿、润养皮络。治烧伤烫伤，外伤出血。

胡椒

【性味】辛，热。

【归经】归胃、大肠经。

【外用】温中下气、消痰解毒。治脘腹冷痛，泄泻冷痢，反胃呕吐，心胸胀痛。

白矾

【性味】酸、涩，寒，有毒。

【归经】归肺、脾、胃、大肠经。

【外用】解毒杀虫。治疮、痔、疥癣，水、火、虫伤，外伤出血，喉痹。

绿豆

【性味】甘，凉。

【归经】归心、胃经。

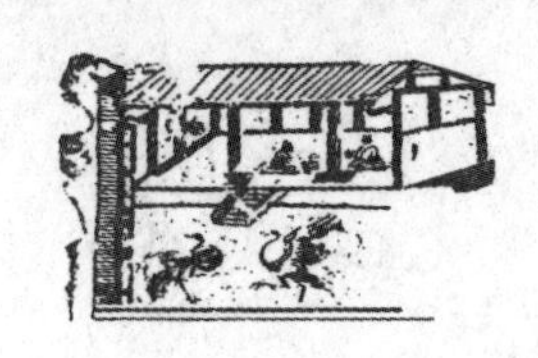

【外用】清热解毒。治丹毒痈肿，烧伤烫伤，跌打红肿，无名肿毒。

茶叶

【性味】苦、甘，凉。

【归经】归心、肺、胃经。

【外用】清头目、除烦渴、化痰消食、利尿解毒。治烂疮，口臭，红肿溃烂，外伤经久不愈。

莱菔子

【性味】辛、甘，平。

【归经】归肺、胃经。

【外用】消积滞、化痰热、下气宽中、解毒。治胸闷腹胀，瘀血胀痛，脘腹气逆，小儿食积。

菜籽油

【性味】辛，凉。

【归经】归肺、肝、脾经。

【外用】消肿散结、行血破瘀。治乳痈，热毒疮，烫火灼伤，湿疹，皮肤干裂。

荷叶

【性味】苦、涩，平。

【归经】归心、肝、脾经。

【外用】凉血消肿。治各种外伤出血，发烧。

第二节　草药类

草药为历代民间医生喜用。草药采集方便，制作简单。可选用新鲜草药捣烂或将新鲜草药挤压取汁，敷贴于一定部位或穴位，疗效显著。根据草药的药性和功效，分为活血化瘀、清热

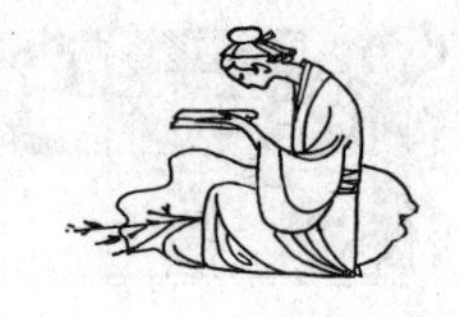

解毒、追风祛湿、舒筋活络、生肌续骨、解表散寒等几种类型。

一、活血化瘀类

“通则不痛，痛则不通”，历代民间医生根据这一原理对瘀血肿痛、痞块硬结等疾病，采用具有活血化瘀作用的新鲜草药外敷贴于一定部位或穴位，使经络血脉扩张，血流加快，经气活跃，从而导滞通瘀，达到治疗的目的。

地苦胆

【性味】苦、辛，寒。

【归经】归肺、肝经。

【外用】清热解毒。治痈肿，疔疮，蛇虫咬伤，中暑高烧，外伤红肿。

蛇莓

【性味】甘、苦，寒，有毒。

【归经】归肺、胃经。

【外用】消肿解毒。治痈疮疔肿，虫蛇咬伤，烧伤烫伤，跌打损伤，咽喉肿痛。

薯良

【性味】甘、酸，平。

【归经】归肝、肾经。

【外用】活血止血、理气止痛。治内伤吐血，风湿关节疼痛，外伤出血，疮疖肿毒，蛇虫咬伤。

金钱草

【性味】苦、辛，凉。

【归经】归心、胃经。

【外用】清热利尿、消肿解毒。治风湿痹痛，高烧惊痫，痈肿

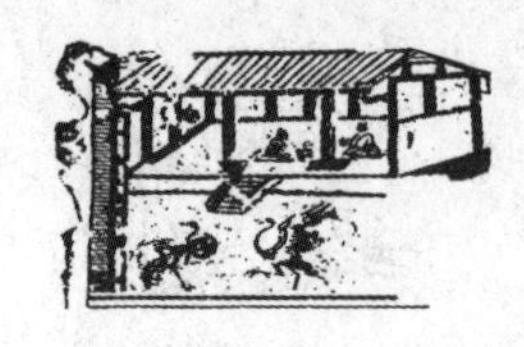

疼痛，疮癣湿疹，跌打损伤。

老鹳草

【性味】苦、辛，平。

【归经】归心、大肠、脾经。

【外用】活血祛风。治风湿疼痛，四肢麻木，跌打损伤，疔疮痈疽。

蒲公英

【性味】苦、甘，寒。

【归经】归肝、胃经。

【外用】散结消痈、养阴凉血。治乳腺炎，瘰疬，疔毒疮肿，咽喉肿痛，肝痛。

桑枝

【性味】苦，平。

【归经】归肝经。

【外用】祛风湿、利关节。治风寒湿痹，四肢拘挛，风湿麻木。

皂角刺

【性味】辛，温。

【归经】归肺、胃经。

【外用】活血消肿、拔毒排脓。治痈肿疮毒，癣疮，乳痈。

柳叶

【性味】苦，寒。

【归经】归心、脾经。

【外用】清热透疹、利尿解毒。治疔疮疖肿，烧伤烫伤，乳痈，伤筋损骨，丹毒，牙痛。

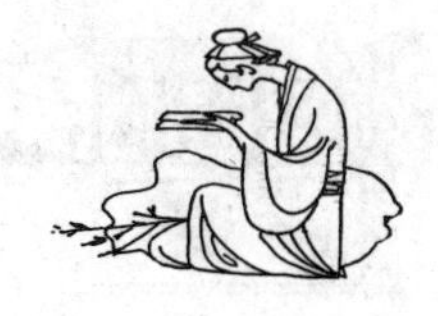

白花蛇舌草

【性味】苦、甘,寒。

【归经】归心、肝、脾经。

【外用】消痈散瘀。治毒蛇咬伤,痈肿疔疮,盆腔炎。

半枝莲

【性味】辛,平。

【归经】归脾、胃经。

【外用】散瘀止血、活血镇痛。治跌打损伤,虫蛇咬伤,癌肿,疔疮痈毒。

麻根

【性味】甘,平。

【归经】归脾、胃、大肠经。

【外用】散瘀血、通经络、活血止血。治跌打损伤,关节疼痛。

一枝黄花

【性味】辛、苦,凉。

【归经】归肝、胆经。

【外用】消肿解毒。治跌打损伤,痈肿,毒蛇咬伤,鹅掌风,小儿惊风。

万年青

【性味】甘、苦,寒,有毒。

【归经】归肺经。

【外用】散瘀止血。治疔疮,丹毒,毒蛇咬伤,烫伤火伤,无名肿毒。

大蓟

【性味】甘,凉。

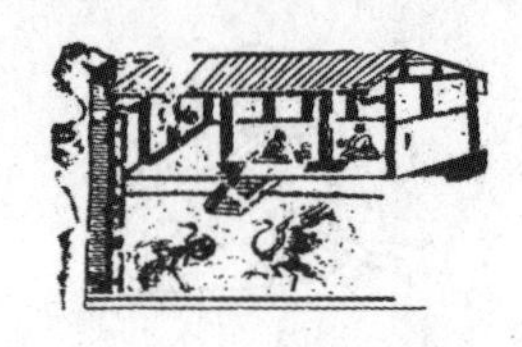

【归经】归肝、脾经。

【外用】凉血止血、祛瘀消肿、生肌排脓。治痈疡肿毒，烧伤烫伤。

女儿红

【性味】涩、微苦，凉。

【归经】归心、胃经。

【外用】活血化瘀。治疮毒肿痛，风湿脚痛，高热发烧，痔疮。

鱼腥草

【性味】苦，寒。

【归经】归心、肺经。

【外用】消肿镇痛。治疮疡溃烂，小儿脏腑积热，腹胀腹痛。

野花椒叶

【性味】辛，温。

【归经】归肝、脾经。

【外用】活血通络。治跌打损伤，瘀血作痛，关节痛，风湿疼痛。

二、清热解毒类

临床上外用草药多为新鲜品，其泻火清热、解毒消肿效果最佳。

鱼腥草

【性味】辛，寒。

【归经】归肝、肺经。

【外用】清热解毒、利尿消肿。治肺热咳嗽，高热发烧，痈肿疥癣，湿疹秃疮，外伤红肿，蛇虫咬伤。

夏枯草

【性味】苦、辛，寒。

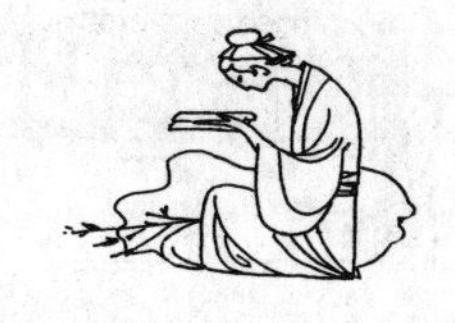

【归经】归肝、胆经。

【外用】清肝、散结。治瘰疬瘿瘤，乳痈乳癌，口眼歪斜，筋骨疼痛，肝痛。

车前草

【性味】甘，寒。

【归经】归肝、脾经。

【外用】利水清热、明目祛痰。治鼻衄，咳嗽，目赤肿痛，皮肤溃烂，金疮血出不止。

葎草

【性味】甘、苦，寒。

【归经】归肝、膀胱经。

【外用】消瘀解毒、益五脏、避瘟疫。治肺热咳喘，痔疮痈毒，皮肤瘙痒。

仙人掌

【性味】苦，寒。

【归经】归心、肺、胃经。

【外用】清热解毒。治痞块硬结，小儿急惊风，乳痈疔疮，烧伤烫伤，蛇虫咬伤。

桑叶

【性味】苦、甘，寒。

【归经】归肺、肝经。

【外用】消肿散瘀。治咳嗽发烧，风痹湿痹，蜈蚣及毒虫咬伤。

玉米须

【性味】甘，平。

【归经】归胃、大肠经。

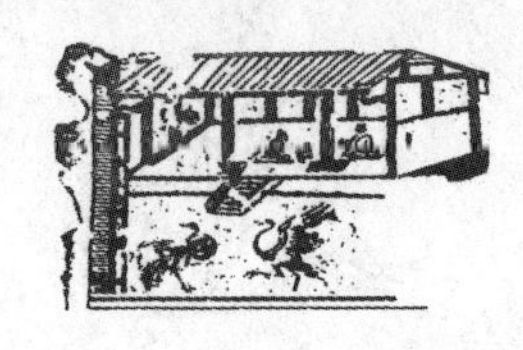

【外用】平肝利胆。治肝胆痛，吐血衄血，两胁胀痛，乳痛，鼻渊。

三颗针

【性味】苦，寒。

【归经】归心、胃经。

【外用】凉血止痛、活血散瘀。治跌打损伤。

虎耳草

【性味】辛、苦，寒，有小毒。

【归经】归心、胃、大肠经。

【外用】凉血解毒。治风疹，湿疹，瘟疫，冻疮，毒虫螫伤，外伤出血，丹毒。

马尾连

【性味】苦，寒。

【归经】归心、肝、胆、大肠经。

【外用】消肿解毒。治胁肋胀痛，脘腹阵痛，感冒发烧，痈肿疮疖，小儿伤风发热。

穿心莲

【性味】苦，寒。

【归经】归心、肺经。

【外用】凉血消肿、拔毒生肌。治口咽肿痛，疮疖痈肿，水火烫伤，毒蛇咬伤。

铁苋菜

【性味】苦、涩，平。

【归经】归心、肺、大肠、小肠经。

【外用】收敛止血。治脘腹胀满，湿疹，红肿痈疮，高热发烧。

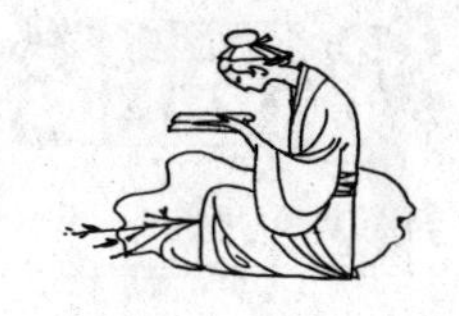

酸浆草

【性味】酸、苦，寒。

【归经】归肺、脾经。

【外用】消瘀清火。治金疮肿毒，中耳炎，脘腹热结，热咳咽痛。

罗布麻

【性味】甘、苦，凉。

【归经】归心、肝经。

【外用】清火降压、强心利尿。治胁肋疼痛，胸腹胀满，感冒高烧。

猪毛菜

【性味】甘，凉。

【归经】归肝、脾经。

【外用】清热降压、凉血消肿。治无名肿毒，疮疡痈肿。

黄瓜藤

【性味】甘，平。

【归经】归脾、胃、大肠经。

【外用】清热解毒。治黄水疮，跌打损伤，外伤红肿。

荠菜

【性味】甘，平。

【归经】归肝经。

【外用】活血止血。治目赤疼痛，小腹胀痛。

大鹅儿肠

【性味】辛，平。

【归经】归脾经。

【外用】活血消肿、止血舒筋。治膝关节肿痛，疔疮。

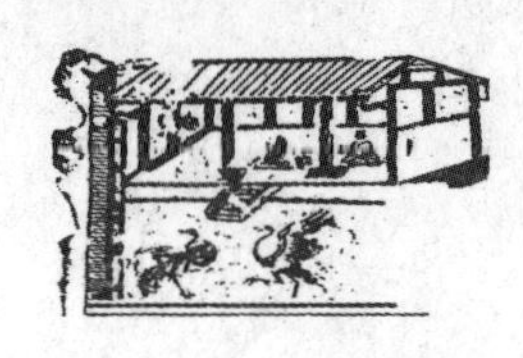

冬青叶

【性味】 苦、涩，寒。

【归经】 归心、肺经。

【外用】 凉血止血。治脉管炎，外伤出血，冻疮皲裂，溃疡久不愈合，烧伤烫伤。

火炭母

【性味】 酸、甘，凉。

【归经】 归肝、脾经。

【外用】 清热利湿、凉血解毒。治跌打损伤，痈肿湿疮，肝炎，肠炎。

留兰香

【性味】 辛，凉。

【归经】 归肺、胃经。

【外用】 治跌打损伤，刀伤出血，烫伤烧伤，婴儿湿疹，湿热烂皮疮。

菊花

【性味】 甘、苦，凉。

【归经】 归肺、肝经。

【外用】 疏风清热、明目解毒。治恶风湿痹，脑骨疼痛，四肢游风，疔疮肿毒。

荔枝草

【性味】 辛，凉。

【归经】 归肺、胃经。

【外用】 去瘀散结。治耳心痛，风火牙痛，红肿痈毒，乳痈。

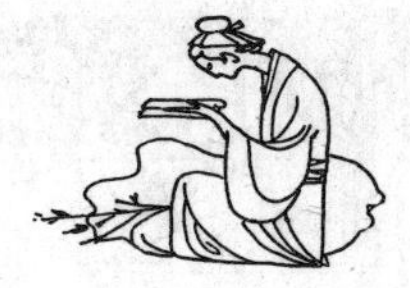

竹叶菜

【性味】苦,寒。

【归经】归心、胃经。

【外用】治疗疮肿毒,毒蛇咬伤。

糯米草

【性味】甘、苦,凉。

【归经】归心、肺经。

【外用】接骨生肌。治外伤出血,疔疮痈肿,跌打肿痛。

酸模

【性味】酸,寒。

【归经】归肝、肺经。

【外用】凉血止血。治恶疮疥癣。

三、追风祛湿类

风邪入里,走窜不定;湿邪入里,停滞经脉。风湿两邪入里,则经络血脉阻滞,气血不畅通,脏腑功能受到影响而发生病变。用新鲜草药外敷贴于一定部位或穴位,能将风邪、湿邪由里外托,或药性由外入里,从而达到调节气血,疏通经脉,清除风邪、湿邪的目的。

小飞扬草

【性味】酸、涩,凉。

【归经】归肝、肺经。

【外用】收敛止血、利湿消肿。治湿疹,乳痈,痔疮,皮肤瘙痒,小儿急惊风。

土牛膝

【性味】苦、酸,平。

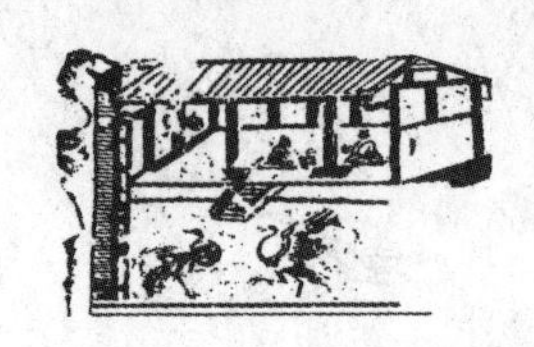

【归经】归心、肝、脾经。

【外用】活血散瘀、祛湿利尿。治风湿关节痛，跌打损伤，痈肿。

牛筋草

【性味】甘，平。

【归经】归肝经。

【外用】活血补气、行血长力。治小儿急惊风，腰部挫伤，中暑发烧。

牛马藤

【性味】甘，温。

【归经】归心、胃经。

【外用】通经活络。治风湿疼痛，四肢麻木，痹证肿痛。

地瓜藤

【性味】苦，寒。

【归经】归心、肺经。

【外用】利湿活血。治风湿疼痛，跌打损伤，无名肿毒，风热咳嗽。

鸡血藤

【性味】苦、甘，温。

【归经】归心、脾经。

【外用】活血舒筋。治腰膝酸痛，麻木瘫痪，风湿痹证。

鸡矢藤

【性味】甘、酸，平。

【归经】归脾、肝、大肠经。

【外用】祛风活血、止痛解毒。治风湿疼痛，肝脾肿大，无名

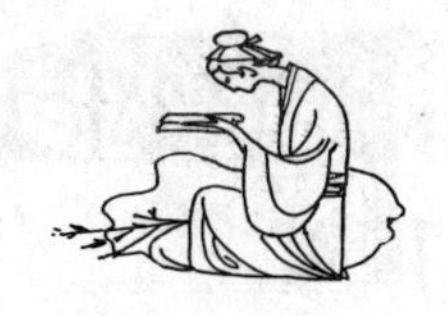

肿毒，跌打损伤。

青木香

【性味】辛、苦，寒。

【归经】归肺、胃经。

【外用】行气、解毒、消肿。治胸腹胀痛，蛇咬肿毒，痈肿疔疮，皮肤瘙痒湿烂。

美人蕉根

【性味】苦，寒。

【归经】归心、肺经。

【外用】利疸、退热、止血、退热毒。治胁肋疼痛，疮毒痈肿，小儿腹胀发热。

臭牡丹

【性味】辛，温，有小毒。

【归经】归肝、脾经。

【外用】活血散瘀、消肿解毒。治痈疽，疔疮，乳痈，关节疼痛，湿疹。

通草

【性味】甘、淡，凉。

【归经】归肺、胃经。

【外用】清热消肿、破瘀散结。治痈疽肿毒，鼻痈气息不通。

铁扫帚

【性味】苦、涩，凉。

【归经】归心、肺、胃经。

【外用】消肿解毒。治各种创伤肿毒，口疮，臁疮，无名肿毒。

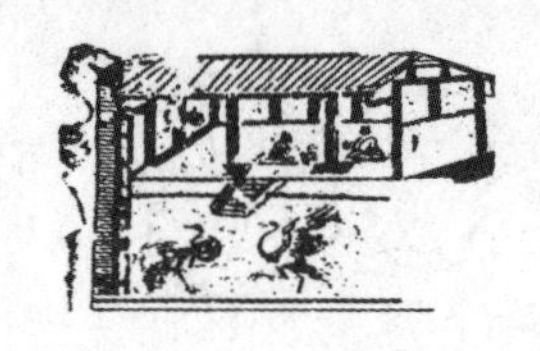

黄龙须

【性味】苦、涩,热。

【归经】归心、肺经。

【外用】祛风止痛。治风湿麻木,筋骨疼痛,跌打损伤,腰背酸痛。

水蜈蚣

【性味】辛,平。

【归经】归脾、大肠经。

【外用】散瘀、消肿、止痛、舒筋。治跌打刀伤,筋骨疼痛,疮疡肿毒,感冒。

剪刀草

【性味】苦、辛,凉。

【归经】归心、肺、胃经。

【外用】散瘀消肿。治跌打损伤,乳痈,中暑腹痛,虫毒肿痛。

四、舒筋活络类

临床上常见患者韧带扭伤、拉伤、挫伤,受损部位红肿疼痛,筋缩僵硬,络脉不通。外用新鲜草药敷贴,可以舒展经筋,活跃络脉,疏通气血,理顺扭挫之筋,并能强筋壮骨,使关节灵活,肌骨生力,增强抗邪能力。

透骨草

【性味】辛,温。

【归经】归脾、肺经。

【外用】舒筋活血、止痛。治风湿痹痛,筋骨挛缩,疮癣肿毒。

桑根

【性味】苦,平。

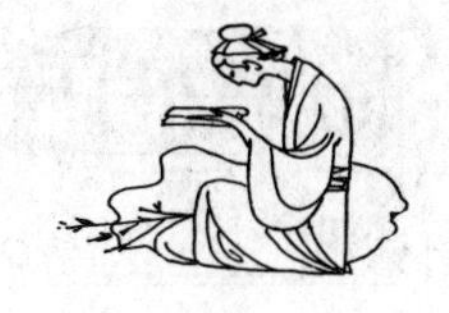

【归经】归心、肝经。

【外用】祛风湿、利关节。治风寒湿痹，肌体风痒，四肢拘挛，高血压。

伸筋草

【性味】辛，温。

【归经】归脾、肺经。

【外用】舒筋活络。治湿痹麻木不仁，筋骨疼痛，跌打损伤。

臭梧桐

【性味】苦，甘。

【归经】归心、胃经。

【外用】治风湿痹痛，半身不遂，痈疽疮疥，偏头痛。

土三七

【性味】淡，温。

【归经】归脾经。

【外用】舒筋活络。治跌打损伤，瘀积肿痛，痈肿疮疡，乳痈，胁肋疼痛，胸腹胀满。

瓜子金

【性味】辛、苦，平。

【归经】归心、脾经。

【外用】清热解毒。治下肢溃疡，毒蛇咬伤，风湿关节痛。

过塘蛇

【性味】淡，寒。

【归经】归心、肺经。

【外用】利湿消肿。治筋骨疼痛，各种毒疮，狂犬咬伤。

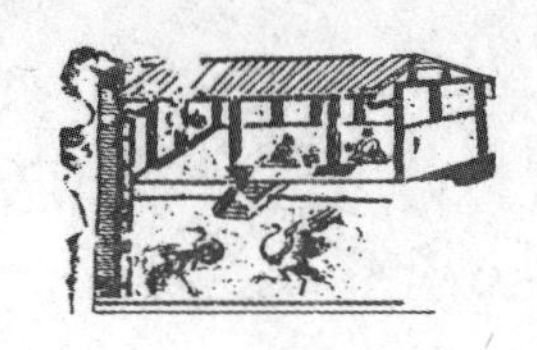

血满草

【性味】辛、甘，温。

【归经】归肝、脾经。

【外用】通络散瘀。治扭伤骨折，风湿疼痛，风疹瘙痒，小儿麻痹后遗症。

鼠曲草

【性味】甘，平。

【归经】归肺经。

【外用】宣通腠理、活血通络。治筋骨疼痛，痈疡肿毒，感冒风寒。

酸浆草

【性味】酸、苦，寒。

【归经】归肺、脾经。

【外用】治腹内热结，金疮肿毒，乳痈，喉疮，中耳炎。

五、生肌续骨类

损肌破皮，疮疡不愈，骨折断裂、撕裂，均需外敷贴草药，促使伤口、骨折早日愈合。伤口、骨折不愈的原因很多，主要由湿热毒火内窜，瘀血不散，正气虚衰等原因造成。外用草药除有生肌续骨功能外，还具有清除湿热，活血散瘀，扶助正气等作用。

穿山龙

【性味】苦，平。

【归经】归心、胃经。

【外用】活血舒筋。治风寒湿痹，扭伤红肿，痈肿疮毒。

瓦松

【性味】酸、苦，凉。

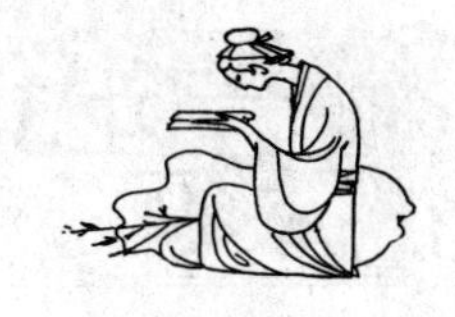

【归经】归肝、肺经。

【外用】利湿杀虫、止血消肿。治湿疹痈毒，汤火灼伤，鼻衄，痔疮，肝炎。

地锦

【性味】甘，温。

【归经】归肝、脾经。

【外用】活血祛风、强筋壮骨、舒筋止痛。治风湿筋骨痛，偏头痛。

鸡冠花

【性味】甘，凉。

【归经】归肾经。

【外用】清风退热、生肌活络。治红肿瘀块，骨裂筋扭，痔瘘下血。

紫珠

【性味】苦，平。

【归经】归心、肝经。

【外用】活血止血。治创伤出血，痈疽肿毒，跌打内伤出血。

鹿衔草

【性味】甘、苦，温。

【归经】归肝、肾经。

【外用】活血止血、强筋健骨、祛风除湿。治风湿关节痛，外伤出血。

土大黄

【性味】辛、苦，凉。

【归经】归心、脾经。

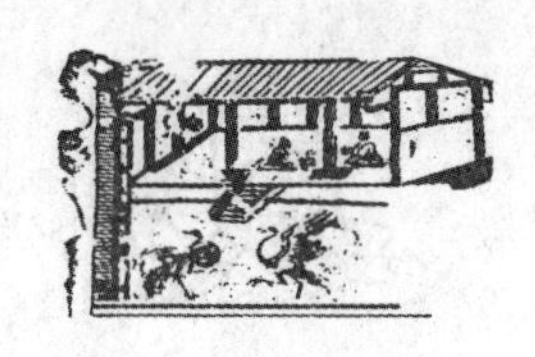

【外用】破瘀生肌、止血消肿。治跌打损伤,烫伤烧伤,湿疹,肺痈。

六月雪

【性味】辛、苦,凉。

【归经】归心、胃经。

【外用】宽筋活络、宣痹行瘀、壮筋骨、健腰膝。治外伤肿痛,乳蛾。

凤尾草

【性味】淡、微苦,寒。

【归经】归肾、胃经。

【外用】凉血止血、消肿解毒、祛筋骨热毒。治痈肿疮毒,肝炎,腮腺炎。

岩白菜

【性味】甘,平。

【归经】归肝、脾经。

【外用】强健肌肤。治外伤红肿,无名肿毒,骨折筋伤,劳伤咳嗽。

金樱根

【性味】酸、涩,平。

【归经】归肝、肾经。

【外用】生肌续骨。治风湿骨痛,腰背酸痛,跌打损伤。

臭草

【性味】苦、辛,寒。

【归经】归心、脾、肺经。

【外用】清热解毒、凉血散瘀、活血消肿。治跌打损伤,热毒

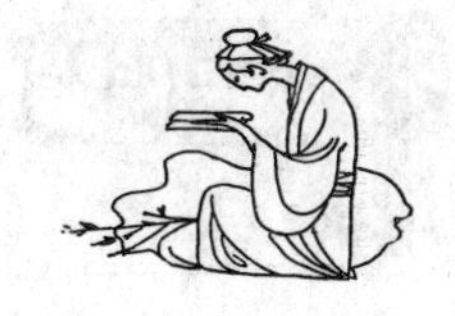

疮疡，小儿惊风，感冒发烧。

接骨草

【性味】苦，平。

【归经】归心、肾经。

【外用】祛瘀生新、舒筋活络、强壮筋骨。治风湿骨痛，跌打损伤，胁肋气滞。

六、解表散寒类

人体内脏一旦虚弱，表面皮络最易感受寒邪。寒邪入里，阳气损伤，则出现精神疲乏，身困畏寒，四肢厥冷。用草药外敷贴或热熨，可宣通皮毛腠理，强健皮络，散寒扶阳，增强人体皮络的抗病力。

艾叶

【性味】苦、辛，温。

【归经】归脾、肝、肾经。

【外用】理气血、逐寒湿、调经开郁。治寒痹疼痛，心腹冷痛，转筋。

浮萍

【性味】辛，寒。

【归经】归肺经。

【外用】发汗祛风。治皮肤瘙痒，跌打损伤，风寒湿痹，疮疡肿毒，风热瘾疹。

茄根

【性味】甘、辛，寒。

【归经】归脾、肺经。

【外用】散血消肿。治风湿筋骨瘫痪，冻疮溃烂，下阴瘙痒，

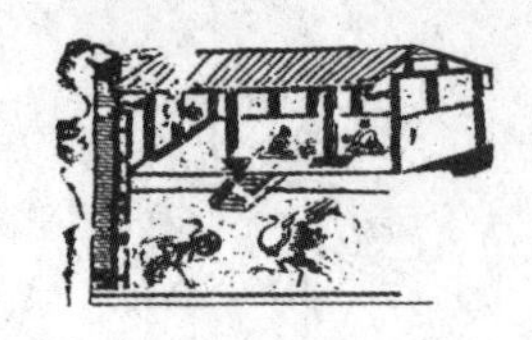

脚气，齿痛。

茴香

【性味】辛，温。

【归经】归肾、膀胱、胃经。

【外用】发表活络、散寒止痛。治小腹冷痛，肾虚腰痛，两胁疼痛，寒疝，呕吐。

小过路黄

【性味】辛、甘，微温。

【归经】归脾、肝、肾经。

【外用】祛风散寒。治脐风腹痛，足转筋，咽喉风痹，虫蛇咬伤，小儿惊风，头痛身疼。

土当归

【性味】辛，温。

【归经】归肾、膀胱经。

【外用】散寒活血。治手足扭挫伤，关节疼痛，外伤受寒不愈。

第三节　中药类

临床上外敷贴用中药多研成细末，然后调拌辅料应用。外敷贴中药大致分为芳香药、矿物药、动物药、植物药等四类。中药外敷贴用时，其药性较强，渗透力迅速，在活血化瘀、舒筋活络、追风祛湿上颇有特长，在清热消肿、理血行气、解表散寒上更为有效。

一、芳香药类

芳香药物在外敷贴药物配方中起着重要作用，除芳香药物本身的治疗疾病作用外，还具有引经、传导其他药物药性的作

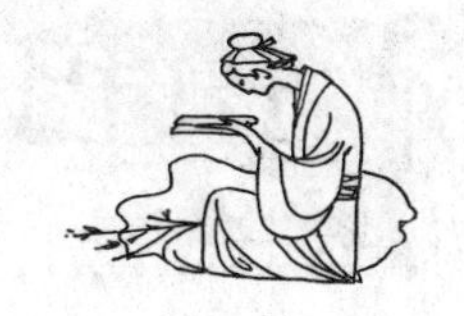

用。芳香药具有开窍醒神、宣通经络、活血化瘀、导滞消肿等作用。

麝香

【性味】辛,温。

【归经】归心、脾、肝经。

【外用】开窍避秽、通络散瘀。治跌打损伤,痈疽肿毒,心腹暴痛,惊痫,中风。

苏合香

【性味】辛,温。

【归经】归肺、肝经。

【外用】通窍避秽、醒神救逆。治冻疮疥癣,小儿惊风,避一切不正之气。

安息香

【性味】辛、苦,温。

【归经】归心、肝、脾经。

【外用】开窍避秽、行气活血。治心腹疼痛,风痹腰痛,中风偏瘫,小儿惊厥。

石菖蒲

【性味】辛,微温。

【归经】归心、肝、脾经。

【外用】理气活血、散风祛湿。治胃痛腹痛,风寒湿痹,痈疽肿毒,跌打损伤。

藿香

【性味】辛,微温。

【归经】归肺、脾、胃经。

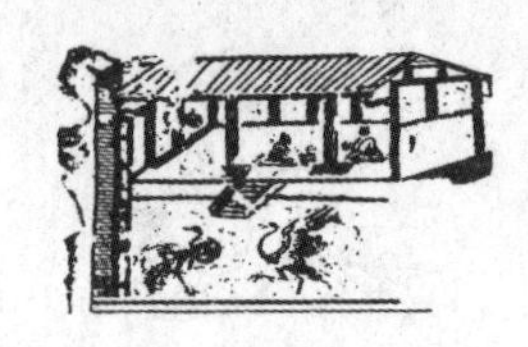

【外用】解表祛邪、利湿除风。治胸脘痞闷,刀伤流血。

佩兰

【性味】辛,平。

【归经】归脾、胃经。

【外用】润肌肉、消痈肿、发表祛湿、生血调气。治寒热头痛,感冒,咳嗽。

苍术

【性味】辛、苦,温。

【归经】归脾、胃经。

【外用】健脾燥湿、解郁辟秽。治风寒湿痹,脘痞腹胀,筋骨疼痛,感冒风寒。

厚朴

【性味】苦、辛,温。

【归经】归脾、胃、大肠经。

【外用】温中益气、调节经络气血。治胸腹痞满胀痛,血痹死肌。

白豆蔻

【性味】辛,温。

【归经】归肺、脾经。

【外用】活络调经、芳香开窍。治外伤红肿胀痛,小儿腹结疼痛。

砂仁

【性味】辛,温。

【归经】归脾、胃经。

【外用】行瘀消滞。治腹痛痞胀,寒泻冷痢。

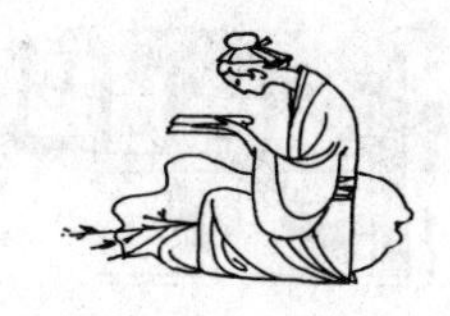

草豆蔻

【性味】辛,温。

【归经】归脾、胃经。

【外用】温中祛寒、行气燥湿、开郁破气。治心腹冷痛,痞满食滞。

草果

【性味】辛,温。

【归经】归脾、胃经。

【外用】燥湿除寒。治痰饮痞满,脘腹冷痛,湿热窜络走经。

香附

【性味】辛、微甘、苦,平。

【归经】归肝、三焦经。

【外用】理气解郁、止痛调经。治经期腹痛,跌打损伤,胃脘胀满,痰饮痞满。

沉香

【性味】辛、苦,温。

【归经】归肾、脾,胃经。

【外用】降气温中。治脘腹胀痛,腰膝虚冷,足转筋,冷风麻痹。

木香

【性味】辛、苦,温。

【归经】归肺、肝、脾经。

【外用】疗肿毒、消恶气、行气止痛、温中和胃。治胸腹胀痛,寒疝,呕吐泄泻。

冰片

【性味】辛、苦,凉。

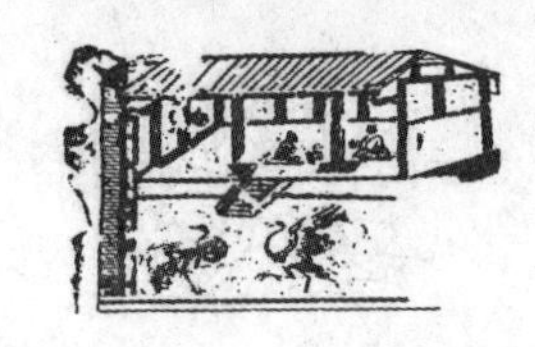

【归经】归心、肺经。

【外用】通诸窍、散郁火、消肿止痛。治中风口噤，痈肿痔疮，关节疼痛，中耳炎。

樟脑

【性味】辛，热。

【归经】归心、脾经。

【外用】祛风湿，行气血，利关节。治跌打损伤，疮疡疥癣。

松香

【性味】苦、甘，温。

【归经】归肝、脾经。

【外用】排脓拔毒、生肌止痛。治恶疮疥癣，金疮扭伤，风湿痹痛。

二、矿物药类

矿物药用于外敷贴，临床上疗效特别显著。矿物药经过一定炮制加工、研细末后入药，对骨折伤痛，内脏虚弱等有直接的治疗作用，可以调理气机，活跃气血，生肌续骨，强健人体。

自然铜

【性味】辛、苦，平。

【归经】归肝、肾经。

【外用】散瘀止痛、接骨续筋。治跌打损伤，筋断骨折，血瘀疼痛，疮疡烫伤。

龙骨

【性味】甘、涩，平。

【归经】归心、肺、肾、大肠经。

【外用】止血涩肠、生肌敛疮。治溃疡久不收口，外伤出血，

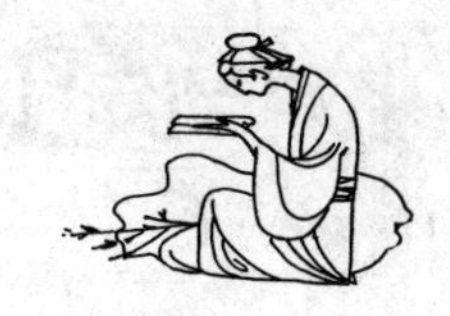

烧伤烫伤，惊厥癫狂。

石膏

【性味】辛、甘，寒。

【归经】归肺、胃经。

【外用】发散湿热、生肌敛疮。治痈疽疮疡，溃烂不收口，烫伤烧伤，头痛。

滑石

【性味】甘、淡，寒。

【归经】归胃、膀胱经。

【外用】通经活血、消水肿火毒、通窍燥湿。治金疮出血，诸疮肿毒。

芒硝

【性味】辛、苦、咸，寒。

【归经】归胃、大肠经。

【外用】破瘀血、软坚痞。治丹毒痈肿，外伤红肿，跌打损伤。

代赭石

【性味】甘、苦，平。

【归经】归肝、胃、心包经。

【外用】凉血止血、祛瘀生新、消肿散结。治跌打损伤，外伤出血，鼻衄。

朱砂

【性味】甘，凉，有毒。

【归经】归心经。

【外用】通血脉、消红肿。治疮疡肿毒，疥癣，癫狂惊悸。

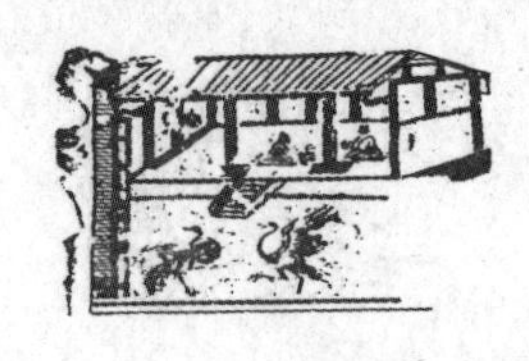

伏龙肝

【性味】辛，温。

【归经】归脾、胃经。

【外用】泻火祛毒。治外伤溃烂，刀枪伤出血，红肿疼痛。

白矾

【性味】酸、涩，寒，有毒。

【归经】归肺、脾、胃、大肠经。

【外用】燥湿解毒、止血定痛、生肌消肿。治水、火、虫伤，痔疮，疥癣，肝痛。

磁石

【性味】辛、咸，平。

【归经】归肾、肝、肺经。

【外用】消痈肿、强筋骨、通利关节。治诸痹风湿，肢节疼痛。

钟乳石

【性味】甘，温。

【归经】归肺、肾经。

【外用】通关节、利九窍、下乳汁。治五劳七伤，腰脚冷痹。

井底泥

【性味】甘，寒。

【归经】归胃、大肠经。

【外用】凉血消肿。治头昏头痛，小儿热疖，天疱疮。

三、动物药类

自古以来，在民间，动物已被广泛作为药用。在外敷贴药物中，所用动物药均要按一定的方法加工炮制，然后配伍敷贴在一

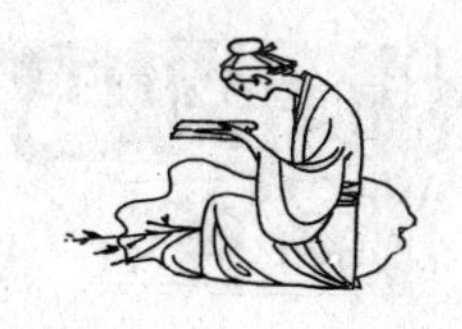

定部位或经穴，可达到治疗疾病的目的。

五灵脂

【性味】苦、甘，温。

【归经】归肝、脾经。

【外用】行血止痛。治心腹血气诸痛，蛇、蝎、蜈蚣咬伤，骨折肿痛，小儿惊风。

穿山甲[①]

【性味】咸，凉。

【归经】归肝、胃经。

【外用】消肿溃痈、搜风活络、通经下乳。治痈疽疮肿，风寒湿痹，伤口流血不止。

田螺

【性味】甘、咸，寒。

【归经】归肝、脾经。

【外用】凉血消肿。治疗疮肿毒，痔疮，脱肛，脘腹胀满。

熊胆

【性味】苦，寒。

【归经】归肝、胆、脾、胃经。

【外用】泻火消肿、止痒祛毒。治疗痔恶疮，小儿惊风，风火牙痛。

犀角[②]

【性味】酸、咸，寒。

---

① 穿山甲已不能用，可用类似药物代替。

② 犀角现用水牛角代替。

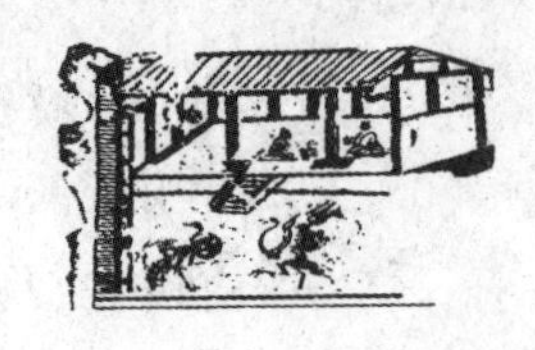

【归经】归心、肝经。

【外用】清热凉血。治痈疽肿毒，小儿惊风，筋骨中风。现用水牛角代，剂量加10倍。

牛黄

【性味】苦、甘，凉。

【归经】归心、肝经。

【外用】清心化痰、利胆镇惊。治小儿惊风抽搐，口舌生疮，痈疽，疔毒。

虎骨[①]

【性味】辛，温。

【归经】归肝、肾经。

【外用】追风定痛、健骨镇惊。治关节风痛，四肢拘挛，汤火灼伤。现用牛胫骨代，剂量加10倍。

猴骨

【性味】酸，平。

【归经】归心、肝经。

【外用】强筋骨、通经络。治风寒湿痹，四肢麻木，关节疼痛。

白花蛇

【性味】甘、咸，温，有毒。

【归经】归肝、脾经。

【外用】祛风湿、透筋骨。治风湿瘫痪，骨节疼痛，瘰疬恶疮。

乌梢蛇

【性味】甘、咸，平。

---

① 虎骨现用牛胫骨代替。

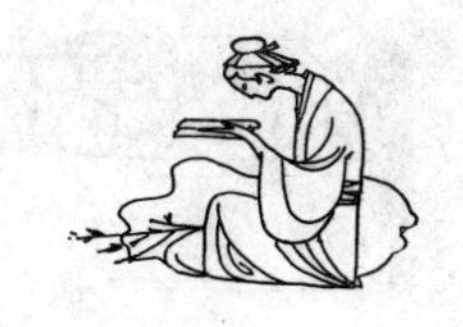

【归经】归肺、脾经。

【外用】祛风湿、通经络。治痹证疼痛，关节结核，风疹疥癣，小儿麻痹症，皮肤生疮。

蝉蜕

【性味】甘、咸，凉。

【归经】归肺、肝经。

【外用】祛风消肿。治疗疮肿毒，破伤风，耳内出脓。

蜈蚣

【性味】辛，温，有毒。

【归经】归肝经。

【外用】攻毒散结。治中风偏瘫，破伤风，疮疡肿毒，烫伤，痔瘘。

海马

【性味】甘，温。

【归经】归肺、肾经。

【外用】强筋壮骨、调气和血。治跌打损伤，疔疮肿毒，创伤出血。

龟板

【性味】咸、甘，平。

【归经】归肝、肾经。

【外用】补肾健骨、去瘀血、续筋骨。治腰脚疼痛，骨痿，跌打损伤。

羚羊角

【性味】咸，寒。

【归经】归肝、心经。

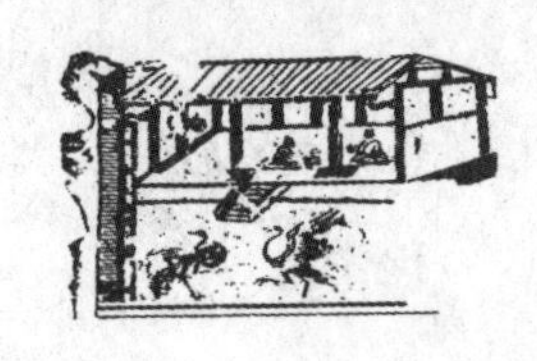

【外用】散血下气、避恶解毒。治外伤流血，中风痉挛，附骨疼痛，跌打损伤。

四、植物药类

药用植物种类繁多，临床运用也较为广泛，如树叶、树枝、树根、草藤均可入药。部分药用植物需要经过一定的炮制加工后，药性更能全面发挥，并具有独特的效果。外敷贴药用植物常用的有以下几十种，这些植物药均具有多种功用，兼治多种疾病，可以一药多用。

川芎

【性味】辛，温。

【归经】入肝、胆经。

【外用】祛风燥湿、活血止痛、壮筋骨，养新血。治胁痛腹疼，寒痹筋挛，半身不遂。

乳香

【性味】辛、苦，温。

【归经】归心、肝、脾经。

【外用】镇痛消肿。治跌打损伤，痈疮肿毒，伤筋损骨，中风口噤。

郁金

【性味】辛、苦，凉。

【归经】归心、肺、肝经。

【外用】凉血破瘀。治胸腹胁肋诸痛，筋骨疼痛，痔疮肿痛。

姜黄

【性味】辛、苦，温。

【归经】归脾、肝经。

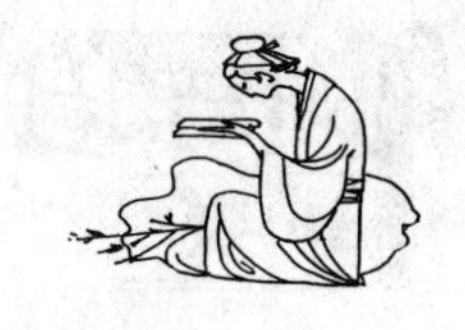

【外用】破血行气、通经止痛。治跌打损伤，风寒湿痹，产后瘀停腹痛。

三棱

【性味】苦、辛，平。

【归经】归肝、脾经。

【外用】行气破血。治瘀肿痞块，心腹疼痛，跌打损伤，伤筋损骨。

牛膝

【性味】甘、苦、酸，平。

【归经】归肝、肾经。

【外用】散瘀血、消痈肿。治跌打损伤，瘀血腹痛，腰膝酸麻。

刘寄奴

【性味】苦，温。

【归经】归心、脾经。

【外用】敛疮消肿。治跌打损伤，金疮出血，痈毒焮肿，胸腹胀痛，月经不调。

王不留行

【性味】苦，平。

【归经】归肝、胃经。

【外用】止血逐痛、消肿行瘀。治金疮出血，跌打损伤，痈疽恶疮。

桃仁

【性味】苦、甘，平。

【归经】归心、肝、大肠经。

【外用】破血行瘀。治血滞风痹，跌打损伤，瘀血红肿。

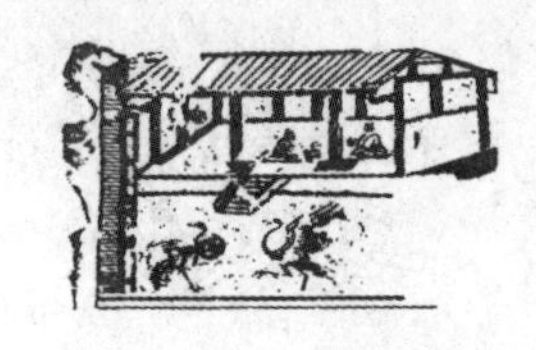

红花

【性味】辛，温。

【归经】归心、肝经。

【外用】活血通经、去瘀止痛。治跌打损伤，胸胁内伤作痛。

黄连

【性味】苦，寒。

【归经】归心、肝、胃、大肠经。

【外用】清热消肿、止血生肌。治痈疽疮毒，烧伤烫伤，口疮，咳嗽，肺结核。

黄芩

【性味】苦，寒。

【归经】归心、肺、胆、大肠经。

【外用】泻实火、除湿热、止血、消散骨蒸热毒。治痈肿疔疮，乳痈，目赤肿痛。

独活

【性味】辛、苦，温。

【归经】归肾、膀胱经。

【外用】散寒止痛。治风寒湿痹，腰膝酸痛，手脚挛痛，头痛，齿痛，气管炎。

木瓜

【性味】酸，温。

【归经】归肝、脾经。

【外用】去湿舒筋、强筋骨、活气血。治腿膝疼痛，足转筋，风湿痹证。

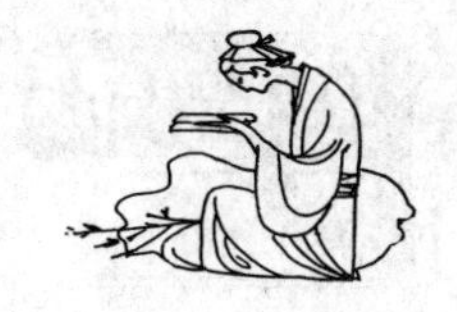

秦艽

【性味】苦、辛,平。

【归经】归肝、胃、胆经。

【外用】和血舒筋。治风湿痹痛,筋骨拘挛,热毒肿痛。

威灵仙

【性味】辛、咸,温,有毒。

【归经】归膀胱经。

【外用】祛风除湿、通经活络。治痛风顽痹,腰膝冷痛,跌打损伤,破伤风。

防风

【性味】辛、甘,温。

【归经】归膀胱、肺、脾经。

【外用】行经络、逐湿淫、通关节、止疼痛。治风寒湿痹,骨节酸痛,外感风寒,头痛。

三七

【性味】甘、微苦,温。

【归经】归肝、胃、大肠经。

【外用】止血散瘀、定痛消肿。治外伤出血,跌打瘀阻。

麻黄

【性味】辛、苦,温。

【归经】归肺、膀胱经。

【外用】通九窍、调血脉。治感冒发烧,胁肋疼痛,骨节胀痛,咳嗽气喘。

桂枝

【性味】辛、甘,温。

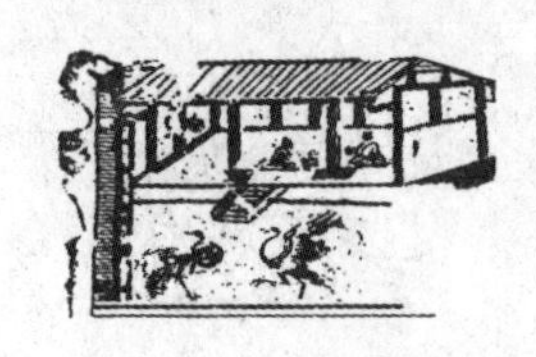

【归经】归膀胱、心、肺经。

【外用】消肿利湿、活络行血。治肩背肢节酸痛，筋抽疼痛，伤风头痛。

葛根

【性味】甘、辛，平。

【归经】归脾、胃经。

【外用】活血破血、泻火消肿。治外伤冷痛，红肿瘀结，高血压，心绞痛。

白芷

【性味】辛，温。

【归经】归肺、脾、胃经。

【外用】消肿止痛、止血。治寒湿腹痛，痈疽疮疡，皮肤燥痒，头痛，齿痛。

大黄

【性味】苦，寒。

【归经】归胃、大肠、肝经。

【外用】破瘀血、消肿胀。治痈疡肿毒，疔疮，烧伤烫伤，身痒丘疹。

当归

【性味】甘、辛，温。

【归经】归心、肝、脾经。

【外用】补血活血、排脓止痛。治痈疽疮疡，跌打损伤，血虚头痛，经闭腹痛。

枳实

【性味】苦，寒。

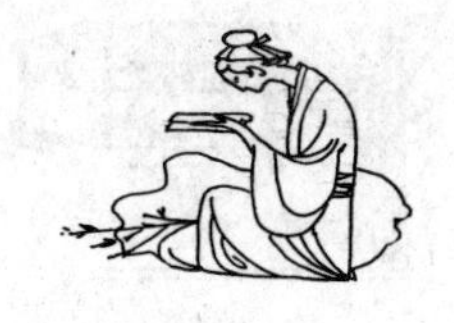

【归经】归脾、胃经。

【外用】治跌打损伤，红肿瘀块，小儿头疮，内伤痞痛，胸胁疼痛。

第四节 毒 药 类

有的中药药性峻猛，毒性较强，也有药性较缓和、毒性稍小的。该类药内服时均对人体有不同程度的损害甚至可致人死亡。所以，凡用毒药入药配伍，内服均需加工炮制，降低其毒性；而外敷贴多数是生用，利用毒药的药性来活血化瘀，以毒攻毒，镇痛，达到调理气血阴阳和脏腑功能的目的。

民间将毒药分为小毒、有毒、大毒三大类别。

一、小毒类

小毒药物具有一定毒性，但不会致人死亡或致残，只有大量服用或长期服用才对人体有一定害处。用小毒药物作外敷贴有消肿散瘀、活跃气血、疏通经脉等作用。

瓜蒂

【性味】苦，寒，有小毒。

【归经】归脾、胃经。

【外用】利湿消肿。治四肢浮肿，外伤肿痛，牙齿痛，上脘壅塞。

虎耳草

【性味】微苦、辛，寒，有小毒。

【归经】归心、胃经。

【外用】凉血解毒。治红肿流脓疼痛，外伤出血，中耳炎，肺痈。

泽漆

【性味】辛、苦，凉，有小毒。

【归经】归大肠、小肠、脾经。

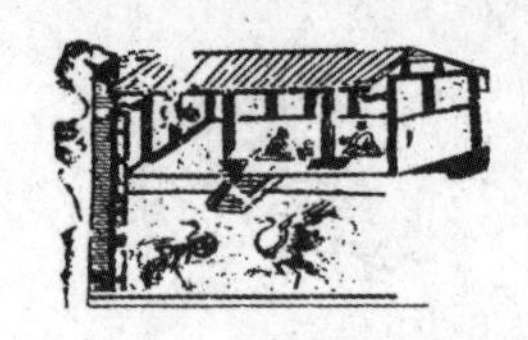

【外用】行水消痰、杀虫解毒。治瘰疬，癣疮，骨髓炎，梅毒恶疮，皮肤瘙痒。

吴茱萸

【性味】辛、苦，温，有小毒。

【归经】归肝、胃经。

【外用】除湿痹、逐风邪、开腠理。治湿疹，黄水疮，头痛，脘腹胀痛。

干漆

【性味】辛，温，有小毒。

【归经】归肝、脾经。

【外用】破瘀血，续筋骨。治风寒湿痹，瘀血痞结腰痛，五劳七伤。

杏仁

【性味】苦，温，有小毒。

【归经】归肺、大肠经。

【外用】杀虫消肿。治诸疮肿痛，鼻中生疮，喉痛发炎。

白果

【性味】甘、苦、涩，平，有小毒。

【归经】归肺、肾经。

【外用】生肌长肉、排脓拔毒。治咳嗽，头风眼痛，无名肿毒。

苦楝皮

【性味】苦，寒，有小毒。

【归经】归心、脾、大肠经。

【外用】清热、燥湿、杀虫。治游风热毒，风疹恶疮，顽固性湿癣，小儿秃疮，牙痛，蛇咬伤。

鹤虱

【性味】苦、辛，平，有小毒。

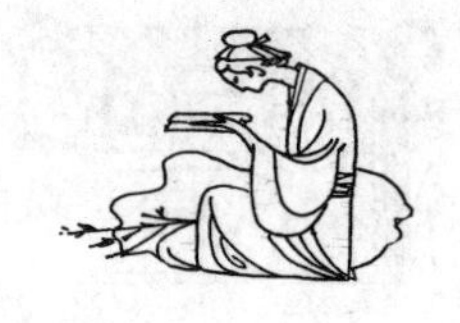

【归经】归肝经。

【外用】杀虫。治疗恶疮,蛇毒,齿痛。

雷丸

【性味】苦,寒,有小毒。

【归经】归胃、大肠经。

【外用】清热解毒。治疮疡肿毒,小儿寒热惊厥,小儿风痫。

蚤休

【性味】苦、辛,寒,有毒。

【归经】归心、肝经。

【外用】清热解毒。治痈肿疔疮,瘰疬,蛇虫咬伤,脱肛,气管炎,惊风抽搐。

二、有毒类

在古医籍中注释某药物有毒,即此药有一定毒性,如果内服量大或体虚多病者,可导致死亡或残疾。有毒药物,有的在新鲜时毒性较大,也有的加工研末后毒性较强。所以,有毒药物在外敷贴药物配伍中,应掌握药物毒性的这一规律,根据不同季节或不同症状选用有毒药物。

黎辣根

【性味】苦,平,有毒。

【归经】归肝经。

【外用】治疥疮,癣,癞,疔疮,烂脚疮,跌打损伤,骨节酸痛。

商陆

【性味】苦,寒,有毒。

【归经】归脾、膀胱经。

【外用】治痈肿,恶疮,风邪湿痹,疮癣。

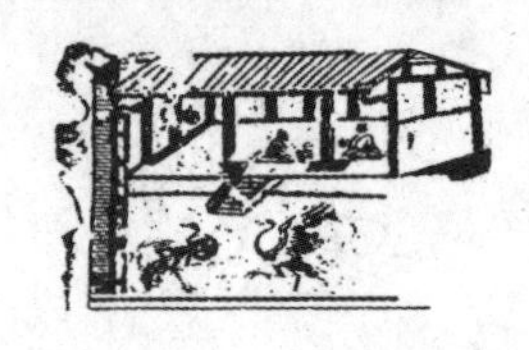

千金子

【性味】辛,温,有毒。

【归经】归肺、胃、膀胱经。

【外用】祛瘀解毒、去疣赘。治心腹痛,疥癣疮毒,蛇咬伤。

射干

【性味】苦,寒,有毒。

【归经】归肺、肝经。

【外用】拔毒散瘀。治跌打损伤,痞块红肿,痈肿疮毒。

苍耳子

【性味】甘,温,有毒。

【归经】归肺、肝经。

【外用】消肿开痹。治风寒湿痹,四肢拘挛痛,恶肉死肌,疥疮风瘙疱疹。

芫花

【性味】辛、苦,温,有毒。

【归经】归肺、脾经。

【外用】通利血脉。治恶疮痹证,胸腹胀痛,胁痛。

铅丹

【性味】辛、咸,寒,有毒。

【归经】归心、脾、肝经。

【外用】解毒生肌。治痈疽溃疡,金疮出血,烫伤灼伤。

全蝎

【性味】咸、辛,平,有毒。

【归经】归肝经。

【外用】穿筋透骨、逐湿除风。治半身不遂,风湿痹痛,风疹疮肿。

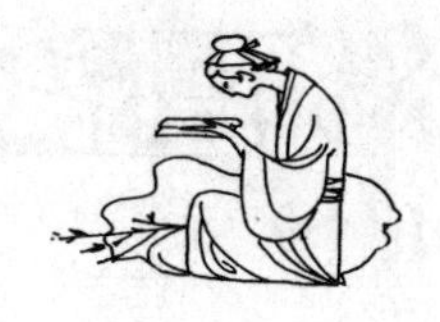

水蛭

【性味】咸、苦，平，有毒。

【归经】归肝、膀胱经。

【外用】破血逐瘀、活血通经。治跌打损伤，疮肿溃烂。

蛇虫

【性味】苦，凉，有毒。

【归经】归肝经。

【外用】活血通经。治跌打瘀血，疮疡肿毒，烫火烧伤。

土鳖虫（䗪虫）

【性味】咸，寒，有毒。

【归经】归心、肝、脾经。

【外用】逐瘀破积、续筋接骨、通络理伤。治跌打损伤，瘰疬。

天南星

【性味】苦、辛，温，有毒。

【归经】归肺、肝、脾经。

【外用】消肿散结。治跌打损伤，瘰疬痈肿，蛇虫咬伤，破伤风。

斑蝥

【性味】辛，寒，有毒。

【归经】归大肠、小肠、肝、肾经。

【外用】攻毒、逐瘀。治恶疮顽癣，口眼㖞斜，喉蛾，急性扁桃体炎，肝癌，疣痣。

蟾酥

【性味】甘、辛，温，有毒。

【归经】归胃、肾经。

【外用】解毒消肿、强心止痛。治疔疮痈疽，发背，骨髓炎，咽喉肿痛，牙痛。

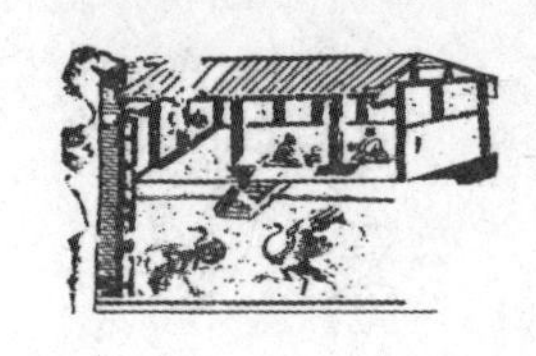

银朱

【性味】 辛，温，有毒。

【归经】 归心、肺、胃经。

【外用】 攻毒杀虫、燥湿劫痰。治疥癣恶疮，黄水湿疮，烧伤烫伤，丹毒。

三、大毒类

含大毒的药物，即其毒性强，毒性发挥迅速。凡内服，有的即刻毙命，有的不死即残，对人体危害极大。一般内服剧毒药物，除控制剂量外，均要按一定传统方法加工炮制后使用。而外敷贴运用大毒药物，可以生药选用，也可炮制后配伍，但应严格掌握分量比例，切不可超量。

巴豆

【性味】 辛，热，有大毒。

【归经】 归胃、大肠经。

【外用】 排脓、消肿毒。治喉风，喉痹，恶疮疥癣，肝硬化腹水。

附子

【性味】 辛、甘，热，有大毒。

【归经】 归心、脾、肾经。

【外用】 散寒除湿。治阴毒寒疝，腰脊风寒，痹证，小儿惊风。

草乌

【性味】 辛，热，有大毒。

【归经】 归肝、脾、肺经。

【外用】 消肿止痛。治风寒湿痹，中风瘫痪，脘腹冷痛，疔疮痈疽。

川乌

【性味】 辛，热，有大毒。

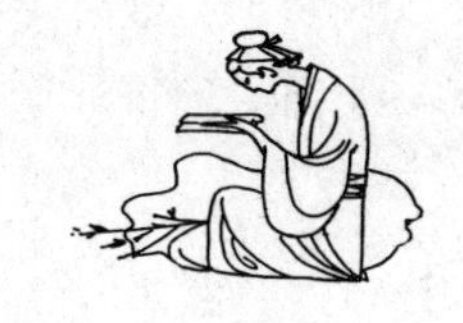

【归经】归脾、心经。

【外用】温经止痛。治风寒湿痹,历节风痛,半身不遂,阴疽肿毒。

狼毒

【性味】苦、辛,平,有大毒。

【归经】归肺、心经。

【外用】逐水祛痰、破积杀虫。治骨膜发炎,跌打损伤,结核顽疮,疥癣,外伤出血。

洋金花

【性味】辛,温,有大毒。

【归经】归肺经。

【外用】麻醉止痛。治风湿痹痛,疮疡疼痛,跌打损伤。

砒霜

【性味】辛、酸,热,有大毒。

【归经】归脾、肺、肝经。

【外用】定喘祛风、麻醉止痛。治梅毒,痔疮,瘰疬,癣疮,溃疡腐肉不脱。

木鳖子

【性味】苦、微甘,温,有大毒。

【归经】归肝、脾、胃经。

【外用】消肿散结、活血祛毒。治痈肿,疔疮,无名肿毒,风湿痹痛,筋脉拘挛。

水银

【性味】辛,寒,有大毒。

【归经】归心、肝、肾经。

【外用】杀虫、攻毒。治疥癣,梅毒,恶疮,痔瘘。

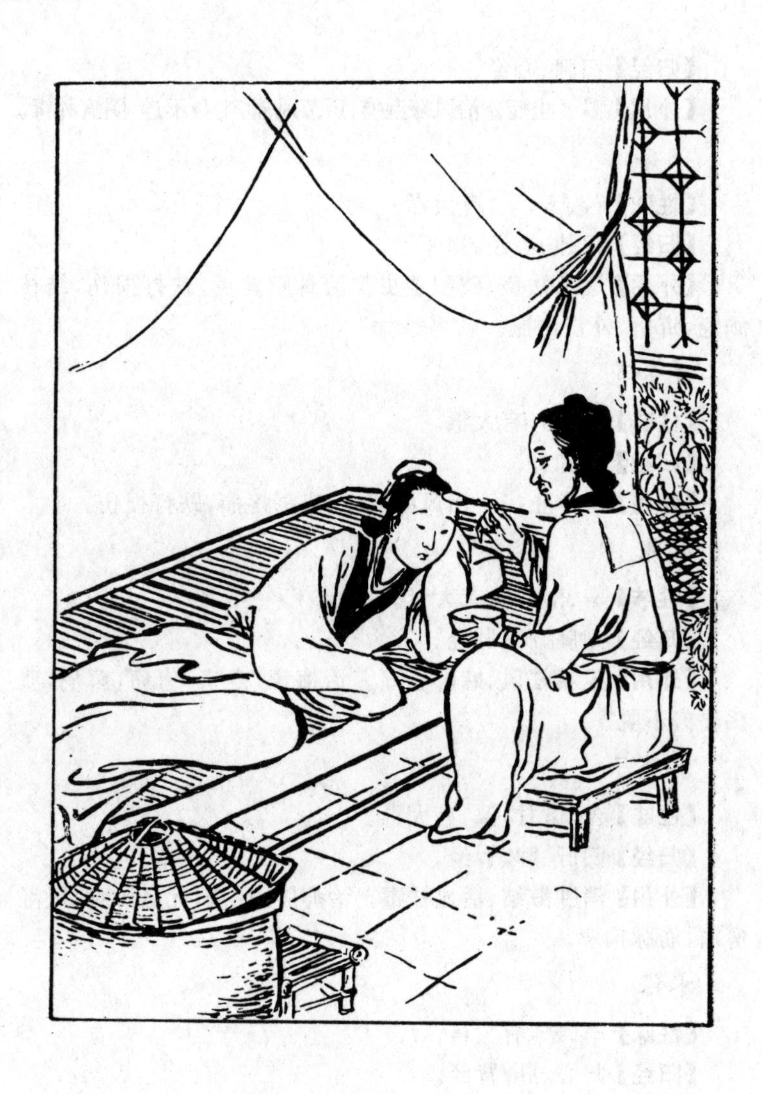

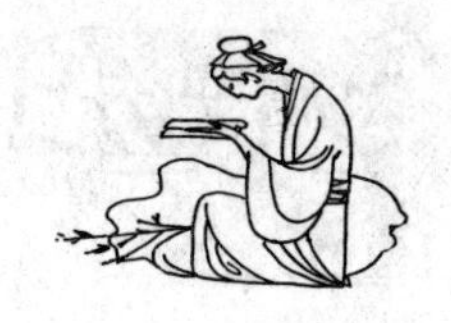

第四章 临床敷药

民间医生在选用外敷贴药物时，除了单味药外，也常常选用多种药物配伍成复方治病。外敷贴药物临床上极讲究辨证配伍和辨证选穴。本章介绍用外敷贴药治疗内科、外科、儿科、妇科、伤科等各种疾病的选穴、配方和民间单验方。本章各病所介绍的"辨证配方"一项，是根据病情的寒热虚实而灵活选用的药物，也是加入"配方"之中用于外敷（制法同"配方"），而非内服，特予说明。另外，书中所列的"选穴"一项，除十四经络穴位、经外奇穴外，也包括阿是穴和人体特殊的部位，如背心、脚心等，由于它们在功效上类似于穴位，现一并归在"选穴"项下，特此说明。

第一节 内科疾病

历代医家在诊治内科疾病中，常以内服药为主，而外敷贴药物则少用。民间医生除用内服药外，对个别内科疾病，则以外敷贴药物治疗为主。内疾外治验案常见于各种古医籍中，或言传身教流传于后人。

一、中风

中风多因忧思恼怒、饮食不节、酗酒纵欲、劳累过度等造成阴阳失调、脏腑气血错乱所致。常见猝然昏迷，口眼㖞斜，半身

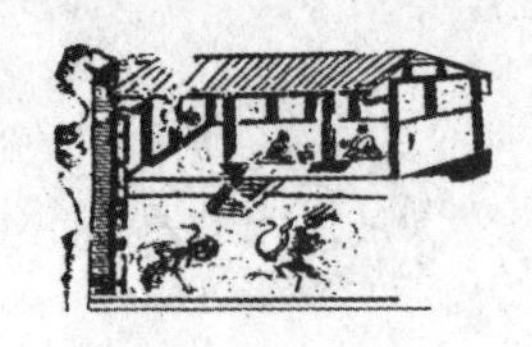

不遂等。

【临床治疗】

配方:川芎 12 克,桃仁 3 克,地龙 20 克,红花 12 克,石菖蒲 12 克,羌活 12 克,薄荷 8 克,麝香 0.3 克。

选穴:大椎、命门、丹田、承山、曲池。

用法:将药物研细末调入凡士林,地龙可直接新鲜捣汁加入。先采用推拿、针灸、刺血,然后敷贴药物,再用胶布固定敷药。

【辨证配方】

1. 中经络　秦艽 12 克,防风 8 克,鸡血藤 20 克,大黄 6 克

2. 中脏腑　羚羊角 3 克,夏枯草 20 克,菊花 30 克,黄芩 6 克,五味子 12 克

3. 中风偏瘫　当归 12 克,穿山甲 8 克,桑寄生 6 克,牛膝 12 克,天南星 8 克。

【辨证选穴】

1. 中经络　肩井、手三里、劳宫、三阴交。

2. 中脏腑　合谷、内关、外关、血海、中脘、膻中、膏肓、风池。

3. 中风偏瘫　委中、腰眼、涌泉、环跳、肩髃。

【注意事项】

1. 中风患者应配合内服药、针灸、推拿治疗。

2. 除用散剂敷贴外,也可采用膏剂敷贴。

3. 患者应加强自身功能锻炼,活动四肢关节骨骼,吐纳气机。

4. 中风患者应避风邪,饮食以清淡为宜。

5. 凡皮肤过敏患者,应间断敷贴,如用凡士林调拌散剂,凡士林比例可大些。

【民间单验方】

1. 穿山甲 3 克,研细末,加川乌 12 克,草乌 12 克,葱汁 20

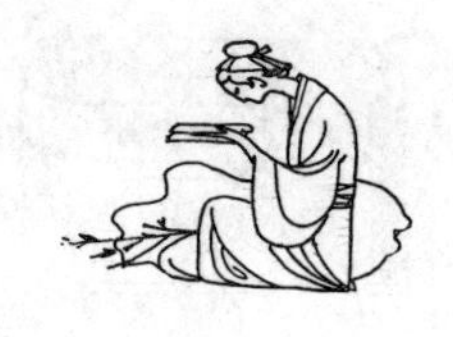

克。上药共调拌捣烂,成厚饼,贴双足心,然后用白酒浸湿。

2. 苎麻根12克,大蒜12克。捣烂敷颈后大椎穴。

3. 川乌8克,草乌8克,皂矾6克,火硝3克,公丁香3克。将药物研细末,用纱布包裹塞鼻孔。

4. 天南星12克,雄黄6克,黄芪12克,胡椒3克。将药物研细末,用水调湿敷贴肚脐。

5. 蔓荆子12克,黄芪12克,马钱子12克。将药物研细末后,用水调成饼状敷贴太阳、大椎、劳宫、涌泉穴。

二、感冒

感冒又称伤风,因风邪趁人体御邪能力减弱之时,侵袭肺卫皮毛所致。患者见头痛、鼻塞、流涕、喷嚏、恶寒、发热等。

【临床治疗】

配方:葱白20克,荆芥12克,防风10克,菊花20克,连翘12克,柴胡6克。

选穴:太阳、大椎、合谷、劳宫、足心。

用法:将药物捣汁或煎水或捣烂捏成饼,敷贴在上述穴位或窍穴上。

【辨证配方】

1. 风寒感冒　桂枝8克,艾叶20克。
2. 风热感冒　薄荷6克,藿香12克。

【辨证选穴】

1. 风寒感冒　丹田、足三里。
2. 风热感冒　背心、承山。

【注意事项】

1. 患者应注意季节气候变化、室内空气流通和环境卫生。
2. 感冒后应忌油腻、辛辣、燥热之物,多饮用开水或进食清

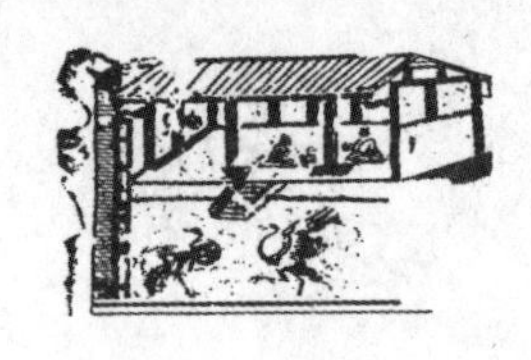

淡食物。

3. 外敷贴药物，以选用新鲜药物为宜。

【民间单验方】

1. 将大蒜捣汁调拌面粉做成圆锥形状，塞入鼻孔。

2. 葱白头30克，生姜20克，食盐适量。共捣成糊状涂擦胸背、手心、足心。

3. 橘子叶30克，老姜12克，葱头10克，薄荷叶20克。将药物捣烂敷贴大椎、印堂、太阳等穴。

4. 白芥子30克。将药物研细末，用鸡蛋清调拌后敷贴足心。

三、咳嗽

咳嗽主要分外感咳嗽和内伤咳嗽两种。多因外邪侵袭，肺卫不固，肺失宣降或脏腑病变影响肺脏而引起。

【临床治疗】

配方：麻黄12克，桂枝10克，石膏6克，枳实6克，紫菀8克，苏叶20克。

选穴：膻中、大椎、肺俞、曲池。

用法：将药物研细末，加工调拌配制成膏剂，或用麻油、凡士林等调拌。先在穴位处点按、拔罐、刺血，然后敷贴药物。

【辨证配方】

1. 风寒咳嗽　陈皮12克，半夏12克，枇杷叶20克。

2. 风热咳嗽　大青叶12克，薄荷8克，桑叶20克。

3. 肾虚咳嗽　五味子12克，姜汁10克。

【辨证选穴】

1. 风寒咳嗽　肩髃、承山。

2. 风热咳嗽　中府、中脘。

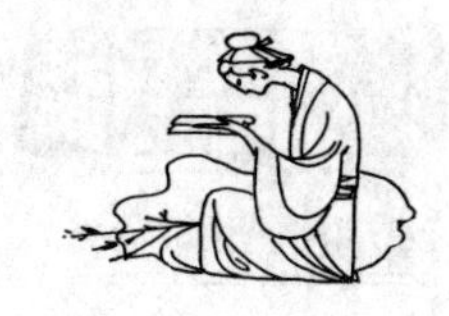

3. 肾虚咳嗽　涌泉、丹田、命门。

【注意事项】

1. 凡咳嗽患者，应配合内服中药治疗。

2. 注意气温变化。

3. 加强肺功能锻炼，多做深呼吸，增强肺脏自身抗病能力。

【民间单验方】

1. 蓖麻子6克，闹羊花6克，白芥子3克，细辛3克，甘遂6克，明矾0.6克，冰片0.3克。将药物共研细末，敷贴肺俞、天突穴。

2. 白芥子12克，延胡索12克，桂枝6克。将药物研末后敷贴背心、胸口、足心。

3. 天南星12克，明矾6克。加面粉、醋少许研末调拌敷贴足心、大椎穴。

4. 麻黄12克，研细末，用白酒调拌敷贴膻中、中府等穴。

5. 公丁香6克，老姜6克，菖蒲根20克，松香3克，樟脑0.3克。将药物研细末调拌凡士林敷贴膻中、肺俞穴。

6. 鲜荆芥20克，曼陀罗花20克，地龙30克。将药物捣烂敷贴背心，然后温灸。

7. 白芥子20克，白芷12克，轻粉0.3克。将药物共研细末，调蜜敷贴背心、膏肓、胸口、中府等穴。

四、头痛

头痛多因外感六淫或内伤杂病所引起。受外感六淫之邪为头痛常见病因。而内伤杂病头痛主要由肝阳上扰，气虚清阳不升，血虚脑髓失荣等所致。

【临床治疗】

配方：荆芥12克，薄荷6克，防风3克，菊花20克，钩藤12克。

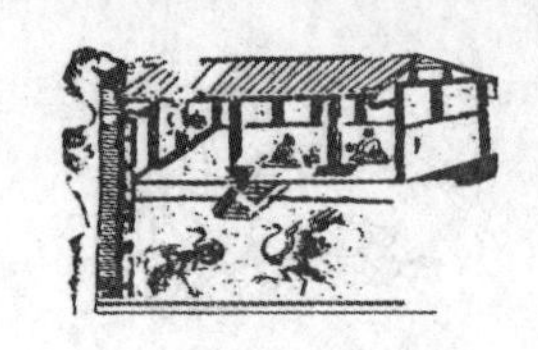

选穴:大椎、太阳、印堂、鼻窍。

用法:将药物研细末或煎后取药汁,然后用面粉调拌做丸,塞于鼻窍;或用凡士林、麻油调拌贴于上述穴位,也可用毛巾蘸药汁贴于额头。

【辨证配方】

1. 外感头痛　麻黄 8 克,桂枝 6 克,川芎 12 克,石膏 3 克。

2. 内伤头痛　升麻 12 克,麝香 0.3 克,半夏 10 克,地龙 20 克。

【辨证选穴】

1. 外感头痛　肩井、足三里。

2. 内伤头痛　八髎、涌泉。

【注意事项】

1. 凡外感头痛者,应避免感受风寒暑热之邪。

2. 内伤头痛初期,应多静心调养,切忌用脑过度。

3. 头痛患者应注意情绪稳定,切不可烦恼急躁。

【民间单验方】

1. 生姜切成薄片贴于太阳、印堂穴,然后温灸。

2. 草决明 6 克。研末,用浓茶调敷太阳穴。

3. 附子 6 克,研细末,艾叶 30 克,捣烂。将药物用面粉做成圆条形塞于鼻孔。

4. 川芎 12 克,花椒 20 克,薄荷脑 6 克,葱白 20 克。将药物捣烂取汁,然后调拌面粉成饼,敷贴太阳、百会穴。

5. 当归 12 克,川芎 6 克,香附 6 克,食盐 20 克。研粗末后炒热敷贴头痛处。

五、呕吐

多因外邪犯胃,或饮食伤及脾胃,或脾胃虚寒等所致。症见

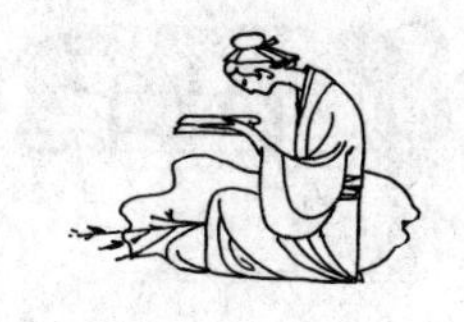

呕吐不止、反胃倒食、口吐酸水等。临床上分为实证、虚证两种类型。

【临床治疗】

配方:藿香 20 克,生姜 12 克,大腹皮 6 克,枳实 6 克,薄荷 12 克。

选穴:中脘、膻中、丹田。

用法:将药物研细末,调拌菜油或面粉做成饼剂,或用广丹熬炼做成膏剂,敷贴穴位。

【辨证配方】

1. 实证　葱白 20 克,半夏 10 克,陈皮 12 克,黄连 3 克。

2. 虚证　桂枝 12 克,附子 10 克,老鹳草 20 克,艾叶 30 克。

【辨证选穴】

1. 实证　期门、背心。

2. 虚证　足三里、肚脐。

【注意事项】

1. 应注意饮食卫生,防止病从口入。

2. 依季节气候变化选择食物,食物宜清淡,少食多餐。

3. 外用敷贴药时一般以温灸加热为宜。

4. 配合内服中西药。

【民间单验方】

1. 吴茱萸 20 克。研细末加醋,敷贴涌泉穴。

2. 地龙 20 克。捣烂加面粉调拌成药饼,贴于足心。

3. 石膏 8 克,食盐 20 克,泥土适量。将药物研细末,调拌白酒成膏剂,敷贴缺盆穴。

4. 生姜 12 克,半夏 10 克。将药物捣烂炒热外敷贴胃脘、脐中处。

5. 吴茱萸 20 克,葱 20 克,姜 12 克,盐 20 克。将药物捣烂

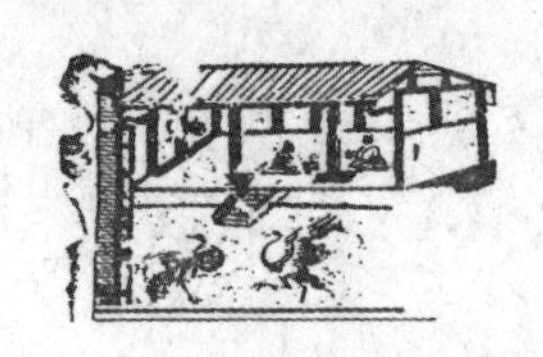

敷贴脐中、命门穴,然后温灸。

六、泄泻

泄泻主要因感受外邪,饮食所伤,情志失调及脏腑虚弱等,使脾胃功能失调,不能运化水谷,造成大便清浊不分所致。

【临床治疗】

配方:五灵脂6克,厚朴12克,陈皮6克,桂枝8克,甘草6克,石菖蒲30克。

选穴:中脘、天枢、足三里、丹田。

用法:将药物研细末或熬制成膏药。凡虚寒泄泻,可先进行推拿热熨治疗,然后敷贴。而久泻患者在配合内服药同时可进行艾灸治疗。

【辨证配方】

1. 暴泻　藿香30克,葛根12克,神曲3克。
2. 久泻　五味子12克,老鹳草30克,茯苓6克。

【辨证选穴】

1. 暴泻　关元、神阙、命门。
2. 久泻　八髎、上巨虚、涌泉。

【注意事项】

1. 凡泄泻患者忌食生冷霉变食物。
2. 内服药物不宜清热太过,以免损伤元气。
3. 多用清淡食品,忌食燥、辣、辛、油腻之品。

【民间单验方】

1. 胡椒6克,麝香0.3克。将药物研末,用姜汁调成饼,敷贴神阙穴。
2. 大蒜20克,朱砂0.3克。将药物捣烂压成饼状,贴肚脐、涌泉穴。

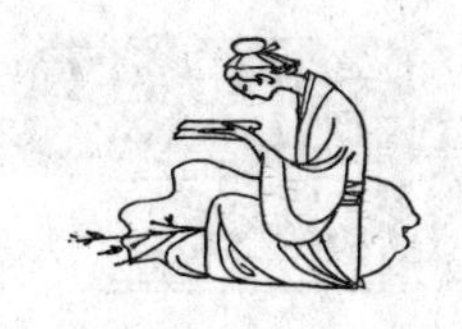

3. 五倍子 30 克。将药物研细末,用开水调成膏,贴于神阙穴。

4. 艾绒适量。将药物捣成饼状,用白酒浸泡,敷贴肚脐、胃脘处,然后用温灸。

5. 吴茱萸 30 克。用食盐炒热后,敷贴脘腹部。

6. 绿豆粉、糯米粉适量。调拌鸡蛋清,敷贴囟门、足心。

七、便秘

多因大肠积热或气滞寒凝、气血虚亏使大肠传导功能失常,致大便秘结不通,并伴有腹胀不适等。

【临床治疗】

配方:大黄 12 克,麻子仁 8 克,枳实 6 克,巴豆 6 克,麝香 0.3 克,芒硝 8 克。

选穴:肚脐、八髎。

用法:将药物研细末,调凡士林或油脂做成饼剂,敷贴于上述穴位,也可将药物做成丸剂塞于肛窍处。

【辨证配方】

1. 实秘　黄芩 12 克,薄荷 8 克,地龙 20 克。

2. 虚秘　桃仁 8 克,蜂蜜 30 克,牛膝 20 克。

【辨证选穴】

1. 实秘　中脘、期门。

2. 虚秘　腰眼、关元。

【注意事项】

1. 凡是实热便秘应内服清热荡涤肠胃的药物。

2. 凡脏腑虚衰引起的便秘,应内服滋补气血、润燥通便的药物。

3. 大便干燥时,排便不易,切不可过度用力,以防肛裂出血,可先润滑肛门。

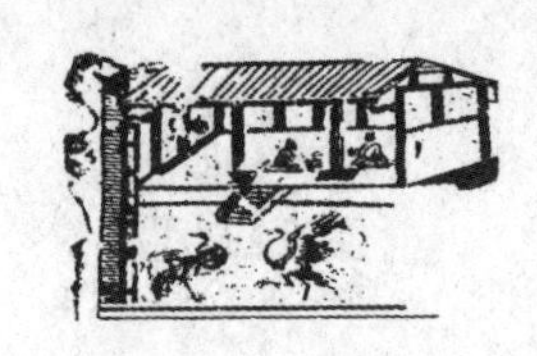

4. 多食用蔬菜、水果等。

【民间单验方】

1. 大田螺 12 克。加盐捣烂敷贴气海穴。

2. 葱捣烂做成饼敷贴脐上，然后温灸。

3. 甘薯叶 60 克。捣烂，调红糖，敷贴腹部。

4. 蜂蜜微火煎熬制成蜜栓，塞入肛内。

5. 附子 10 克，丁香 8 克，川乌 12 克，白芷 10 克，胡椒 6 克，大蒜 20 克。共捣成饼敷贴脐中。

八、胸痛

胸痛分两种：外感胸痛，多因湿热之邪犯肺所致；内伤胸痛，多因寒痰壅塞，水饮留积胸胁，心阳不足或心血瘀阻等所致。

【临床治疗】

配方：枳实 12 克，香附 12 克，木香 6 克，乌药 12 克，大腹皮 12 克，鸡血藤 30 克。

选穴：膻中、背心。

用法：将药物研细末，调凡士林或麻油敷贴穴位，或熬炼成膏，敷贴穴位。

【辨证配方】

1. 外感胸痛　佛手草 20 克，桂枝 8 克。

2. 内伤胸痛　川楝子 12 克，乳香 6 克。

【辨证选穴】

1. 外感胸痛　大椎、云门。

2. 内伤胸痛　膏肓、乳中。

【注意事项】

1. 胸痛患者切忌感冒，注意防避风寒之邪。

2. 配合服用行气化瘀、祛湿利水的药物。

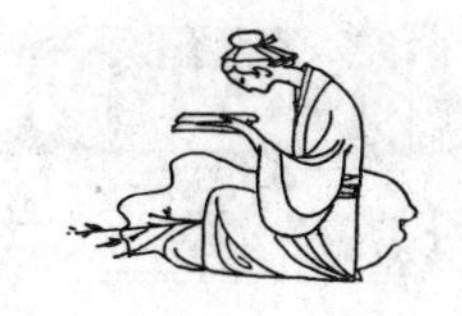

3. 患者应进行深呼吸，加强胸部肌肉锻炼。

【民间单验方】

1. 香附适量。捣烂，调醋外贴胸前。

2. 桃仁 8 克，枳实 6 克，鸡血藤 20 克。将药物研细末调拌凡士林敷贴胸口、背心。

3. 胡椒 6 克，大黄 6 克，桃仁 6 克，红花 3 克。将药物研细末调面粉做成饼敷贴痛点。

4. 法罗海 20 克，莱菔子 6 克。将药物研细末，调拌菜油敷贴膏肓、中府等穴。

九、胁痛

多因肝气郁结，瘀血内阻，痰火狂逆所致。症见胁肋疼痛，咳嗽、呼吸时痛剧，或游走性疼痛。

【临床治疗】

配方：川芎 12 克，香附 10 克，柴胡 6 克，芍药 6 克，青皮 6 克，枳壳 6 克。

选穴：大包、期门、章门。

用法：将药物研细末，调拌麻油或其他辅料贴于痛处，或在胁肋痛处，嘱患者深呼吸闭气片刻，然后用一手掌平放痛处，另一手微握拳叩打手背，震动胁肋痛处，然后敷贴药物。

【辨证配方】

1. 肝气郁结　夏枯草 30 克，钩藤 12 克，法罗海 12 克。

2. 瘀血内阻　鸡血藤 20 克，桃仁 6 克，骨碎补 12 克。

3. 痰火狂逆　地龙 20 克，木香 6 克，穿山甲 3 克。

【辨证选穴】

1. 肝气郁结　气海、肝俞。

2. 瘀血内阻　阿是穴、日月。

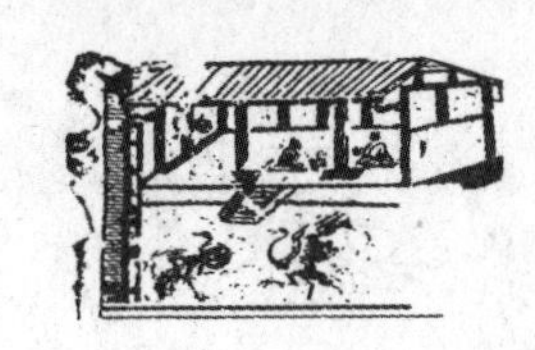

3. 痰火狂逆　大椎、命门。

【注意事项】

1. 凡胁痛患者应避免躁动、少大动肝火，防止气逆内动，使疼痛加剧。

2. 胁痛严重者应多静卧休息，少走动，要情绪稳定。

3. 因外伤引起的胁痛，应注意防止感冒。

【民间单验方】

1. 三棱 12 克，莪术 10 克。将药物研细末，调拌凡士林敷贴痛处。

2. 陈皮 12 克，香附 20 克，木香 10 克，法罗海 8 克。将药物研细末，熬炼成膏剂，敷贴期门穴。

3. 葱白 12 克，莱菔子 6 克。将药物捣烂后加热，敷贴痛处。

4. 盐 20 克，香附 30 克。将药物捣烂敷贴胁肋，然后温灸。

十、胃痛

多因脾胃虚弱，肝气犯胃，或饮食、劳倦损伤脾胃所致。症见胃脘部隐隐作痛，或阵痛不断，或游走窜痛等。

【临床治疗】

配方：香附 8 克，陈皮 6 克，三棱 3 克，乳香 3 克，小茴香 6 克。

选穴：中脘、胃俞。

用法：将药物研细末，熬炼成膏状，然后热熨胃脘部，冷后外贴于上述部位。

【辨证配方】

1. 寒凝气滞　生姜 12 克，桂枝 10 克。

2. 肝郁气逆　佛手草 20 克，白蔻 12 克。

3. 内伤瘀血　鸡血藤 30 克，牛膝 12 克。

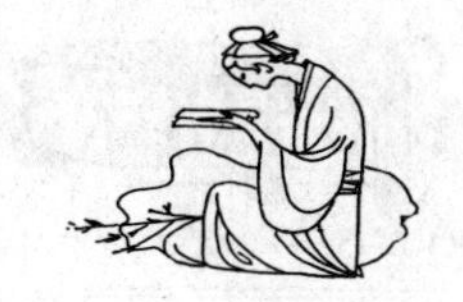

【辨证选穴】

1. 寒凝气滞　期门、肚脐。

2. 肝郁气逆　章门、关元。

3. 内伤瘀血　上脘、膈关。

【注意事项】

1. 应注意饮食调理，忌食辛辣刺激性食物。

2. 胃痛及大便出现乌黑血者，应及时检查。

3. 湿热便结常胃痛者，不宜将膏剂热熨贴于患处，可另选新鲜草药敷贴。

【民间单验方】

1. 生姜20克，面粉80克。将药物捣烂，用鸡蛋清调拌敷贴胃脘部。

2. 郁金12克，大黄8克，云明粉6克，栀子6克，香附6克，黄芩6克。将药物研细末，敷贴胃脘处。

3. 细辛12克。用甘油调拌成膏，敷贴中脘穴。

4. 青黛12克，雄黄6克，密陀僧6克，铅粉0.3克。将药物共研细末，鸡蛋清调拌，敷贴胃部痛处。

十一、腹痛

多因感受六淫之邪，或虫积、食滞，或气滞血瘀、气血亏损等导致腹痛。疼痛发作时，可表现为剧烈疼痛，或隐隐作痛，或间隔阵痛。腹痛因各种病邪不同，其疼痛的临床症状也略有区别。

【临床治疗】

配方：赤芍20克，桃仁10克，红花6克，木香6克，延胡索12克，香附6克，官桂6克，乌药6克，姜3克。

选穴：肚脐、两腹侧。

用法：将药物研细末或煎后取药汁，调拌面粉或凡士林等制

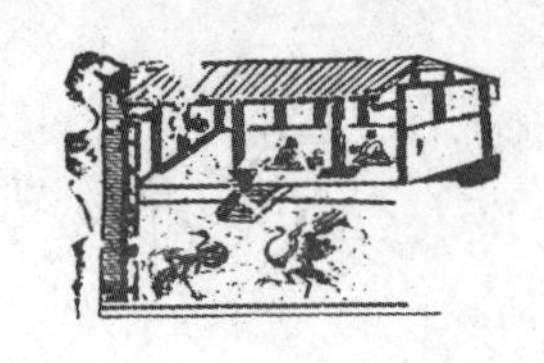

成饼状，加热后敷贴腹部。

【辨证配方】

1. 寒湿腹痛　桂枝 12 克，附子 8 克。

2. 实热腹痛　大黄 6 克，芒硝 12 克。

3. 瘀血腹痛　川芎 6 克，五灵脂 12 克。

4. 食积腹痛　槟榔 6 克，莱菔子 12 克。

【辨证选穴】

1. 寒湿腹痛　腰眼、足三里。

2. 实热腹痛　命门、关元。

3. 瘀血腹痛　期门、天枢。

4. 食积腹痛　中脘、八髎。

【注意事项】

1. 腹痛喜按者为寒痛，敷贴时应将药物在火上熨热后贴于上述部位。

2. 腹痛拒按者为实热疼痛，应配伍凉性的冰片，或用新鲜草药敷贴。

3. 腹痛应注意饮食卫生，忌食生冷燥辣之品。

【民间单验方】

1. 苦瓜藤 20 克。将药物洗净后捣烂敷贴小腹痛处。

2. 苦楝根 10 克，胡椒 6 克，葱白 30 克。将药物捣烂后，用鸡蛋清或菜油调拌，敷贴脐上。

3. 厚朴 20 克，枳实 12 克。将药物加姜汁捣烂敷贴脘腹痛处，然后温灸。

4. 艾叶适量。将艾叶捣烂加醋炒热，敷贴神阙或阿是穴。

5. 胡椒 10 克，干姜 8 克，雄黄 3 克，吴茱萸 12 克。将药物研细末，调拌姜汁，敷贴两腹侧。

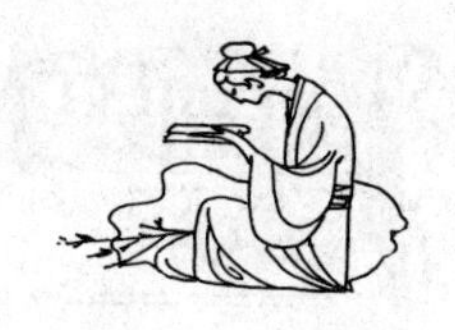

十二、腰痛

多因感受风寒湿热之邪，或内伤腰肾导致肾脏功能虚弱，致使腰部胀痛、酸痛，腰部屈伸困难等。

【临床治疗】

配方：延胡索 12 克，杜仲 10 克，官桂 12 克，羌活 8 克，牛膝 10 克，桂枝 8 克，樟脑 3 克。

选穴：命门、腰眼。

用法：将药物研细末或煎水后取汁，调拌白酒或凡士林，做成膏剂、饼剂，敷贴穴位。

【辨证配方】

1. 外感腰痛　干姜 6 克，桑枝 12 克。
2. 外伤腰痛　马钱子 6 克，雄黄 3 克，乳香 3 克。
3. 内伤腰痛　五味子 12 克，附子 12 克。

【辨证选穴】

1. 外感腰痛　大椎、中脘。
2. 外伤腰痛　阿是穴、八髎。
3. 内伤腰痛　丹田、委中。

【注意事项】

1. 腰痛患者应适当配合针灸、按摩治疗。
2. 腰痛期间忌房事，避风寒湿热之邪。
3. 外伤腰痛、损筋伤骨者，应静卧休息，不宜走动。

【民间单验方】

1. 葱白 30 克，大黄 6 克。将药物捣烂炒热敷贴痛处。

2. 独活 12 克，防风 10 克，杜仲 6 克，川续断 12 克，威灵仙 20 克，香附 6 克，桑寄生 10 克。将药物炒热后，敷贴腰腹部。

3. 骨碎补鲜根 30 克。捣烂，用黄酒敷贴阿是穴。

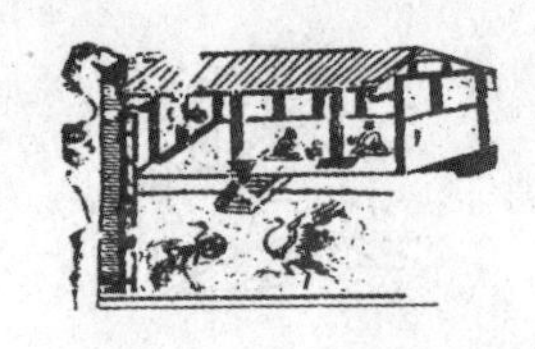

4. 丝瓜络 60 克。捣烂，敷贴命门穴。

5. 附子 30 克，研末，调白酒敷贴涌泉穴。

6. 草乌 12 克，生姜 6 克，盐适量。将药物捣烂研细末，加酒炒热，布包敷贴痛处。

十三、肩臂腿痛

肩臂腿痛多因风寒湿热之邪深入筋骨，引起肢体关节疼痛、酸麻、乏力等。

【临床治疗】

配方：羌活 6 克，独活 6 克，桂枝 6 克，秦艽 3 克，鸡血藤 30 克，川芎 12 克，木香 3 克，木瓜 12 克，乌梢蛇 30 克。

选穴：肩井、肩髃、环跳、膝眼。

用法：将药物研成细末或煎后取汁，调拌凡士林、甘油等敷贴上述部位。

【辨证配方】

1. 风痹　防风 12 克，海风藤 20 克，丝瓜络 30 克。
2. 寒痹　麻黄 6 克，川乌 6 克，草乌 6 克，乳香 6 克。
3. 湿痹　防己 12 克，牛膝 12 克，续断 3 克。

【辨证选穴】

1. 风痹　大椎、手三里、伏兔。
2. 寒痹　肩髎、曲池、委中。
3. 湿痹　肩贞、尺泽、秩边。

【注意事项】

1. 凡要敷贴之部位，应先进行推拿、针刺、拔罐或者热熨。
2. 切勿劳动出汗后当风吹身，或热后淋浴凉水，或久坐湿地等。
3. 体质虚衰或老弱患者，宜热熨敷贴，或温灸。

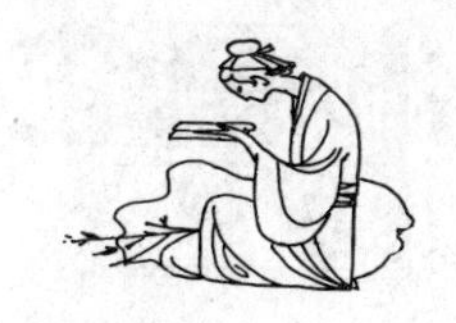

【民间单验方】

1. 生川乌 12 克,生草乌 12 克,生半夏 6 克,天南星 6 克,樟脑 0.3 克。将药物研细末,调白酒敷贴痛处。

2. 白芥子 12 克,白芷 12 克,乳香 6 克,牛膝 20 克。将药物捣烂后,加凡士林敷贴患处。

3. 威灵仙 60 克。将药物捣成糊状,敷贴痛处。

4. 葱白 30 克。加醋捣烂敷贴痛处。

5. 斑蝥 12 克,雄黄 6 克。将药物研细末,调拌麻油,敷贴痛处。

6. 乳香 6 克,没药 6 克,地骨皮 12 克,车前草 20 克。将药物煎汁后,调拌白酒,敷贴患处。

7. 丝瓜络 30 克,地龙 20 克,莱菔子 12 克。将药物捣烂后,敷贴痛处。

十四、遗尿

多因五脏虚损,或湿热下注,或下焦蓄血,膀胱失约所致,症见小便不禁,夜梦遗尿等。

【临床治疗】

配方:五味子 12 克,桑螵蛸 10 克,车前草 20 克,延胡索 12 克,桂枝 6 克,青木香 20 克。

选穴:关元、水道。

用法:将药物研细末或煎后捣汁,调拌葱水或姜汁敷贴穴位。也可熬炼成膏剂,热化后敷贴。

【辨证配方】

1. 五脏虚损　金毛狗脊 20 克,补骨脂 12 克。

2. 湿热下注　大黄 6 克,木通 6 克。

3. 下焦蓄血　牛膝 20 克,桃仁 6 克。

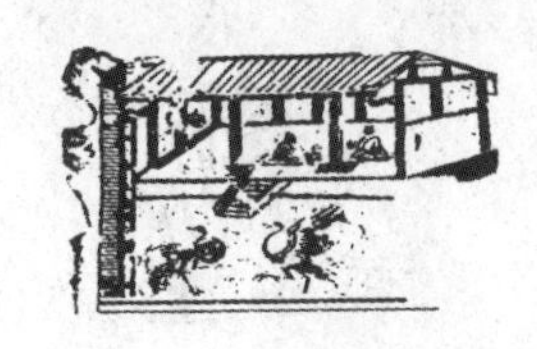

【辨证选穴】

1. 五脏虚损　命门、八髎。

2. 湿热下注　委中、中脘。

3. 下焦蓄血　三阴交、肚脐。

【注意事项】

1. 在敷贴药物之前，先推拿、针灸，然后用药物敷贴穴位。

2. 皮肤溃烂或敷贴后皮肤出水疱，应停止敷贴。

3. 凡寒湿较重，或脏腑虚弱等引起遗尿，敷贴后应进行温灸。

【民间单验方】

1. 五倍子 12 克，何首乌 10 克。将药物研细末，用醋调拌后，敷贴脐部。

2. 硫黄 6 克，大葱 12 克。将药物研细末，用白酒调拌后加热，敷贴肚脐、小腹部。

3. 丁香 6 克，肉桂 6 克。将药物研细末，加入其他膏剂中溶化，然后敷贴穴位。

4. 桑螵蛸 12 克，地龙 20 克。将药物捣烂后，敷贴小腹部。

十五、癌症

多因脏腑阴阳气血失调，外邪入侵，或痰结湿聚，气阻血瘀，郁热搏击积滞等，使体内发生肿块，按之坚硬、疼痛。

【临床治疗】

配方：川芎 12 克，桃仁 6 克，穿山甲 3 克，血竭 12 克，水蛭 3 克，三棱 3 克，重楼 3 克，黄连 3 克，天南星 12 克。

选穴：阿是穴、痛点前后、左右对称穴位。

用法：将穿山甲、水蛭煅烧，然后混合其他药物研细末，调拌凡士林或熬炼成膏剂敷贴。硬块在深部者，宜先拔罐、刺血，再敷贴。

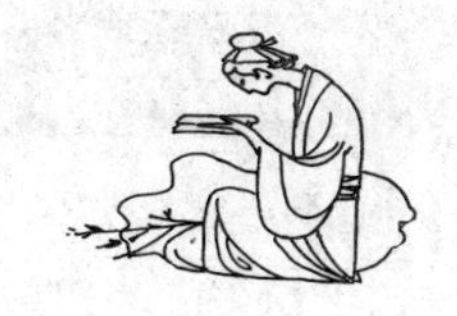

【辨证配方】

1. 痰结　青礞石6克,皂角刺12克。

2. 湿聚　藿香6克,通草12克。

3. 气阻　香附12克,青木香6克。

4. 血瘀　大黄6克,生蒲黄3克。

5. 郁热　犀角3克,生地20克。

【辨证选穴】

1. 痰结　膻中。

2. 湿聚　肚脐。

3. 气阻　中府。

4. 血瘀　血海。

5. 郁热　大椎。

【注意事项】

1. 应对患者进行心理治疗和精神安慰,使患者精神状态保持良好,对治疗疾病充满信心。

2. 对癌症初期患者应抓紧治疗,同时进行中西医配合内服外治。

3. 对晚期患者,以治标为主,多采用外治法,控制病情发展。

4. 注意患者饮食起居习惯,注意营养。

【民间单验方】

1. 癞蛤蟆6克,雄黄3克,姜黄0.6克。将药物捣烂,敷贴痛处。

2. 冰片0.3克,丁香油3克。将药物用白酒调拌后,敷贴痛处。

3. 三棱12克,土鳖虫12克,天南星12克,王不留行12克,川乌12克,草乌12克,樟脑3克,红花10克,桃仁8克,硝石3克。将药物研细末,调拌醋,敷贴痛处。

4. 麝香0.2克。将药物敷贴痛点或穴位,然后温灸。

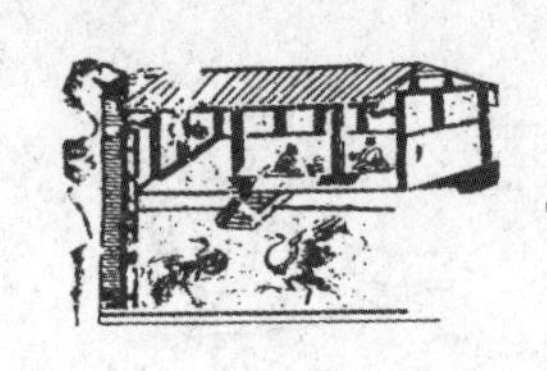

第二节　外科疾病

历代民间医生均以敷贴为主治疗外科疾病，手法多种多样，药物丰富多彩。用敷贴药物治疗各种外科疾病疗效奇特，有立竿见影之效。

一、疮疖

多发于夏秋气候酷热干燥季节，因皮肤或脏腑感受暑毒或蕴热所致。症见肌肤色红，灼热疼痛，突起根浅，肿势局限，脓出即愈。

【临床治疗】

配方：黄连10克，黄柏10克，生地20克，姜黄3克，麻油20克，黄蜡30克。

选穴：阿是穴。

用法：将药物研细末，熬炼成膏，摊涂于纱布上，敷贴患处。

【辨证配方】

1. 初期　青蒿12克，金银花30克。

2. 后期　大黄10克，防风12克。

【辨证选穴】

1. 疮疖多处　大椎、命门。

2. 下肢疮疖　血海。

【注意事项】

1. 注意皮肤卫生。

2. 忌辛辣之物，多饮清凉、养阴之品。

3. 疮疖出现后，不宜挤压，防止散毒。

【民间单验方】

1. 巴豆6克，生姜10克，大黄6克，龙眼20克。将药物捣

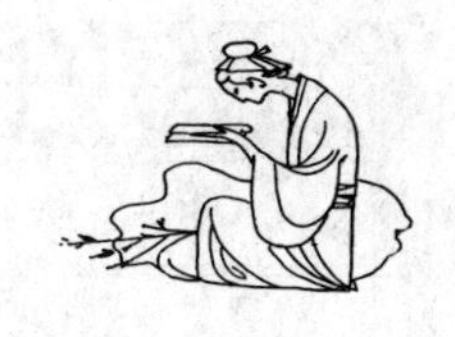

烂后，调拌面粉，塞于鼻孔。

2. 野蜂房 12 克，黄连 6 克，黄芩 6 克，黄柏 6 克。将药物研细末，调拌菜油，敷贴患处。

3. 黄连 12 克，黄蜡 12 克，麻油 20 克。将药物调拌后，敷贴患处。

4. 蛇蜕 20 克，全蝎 12 克，蜂房 20 克。将药物用醋泡后，取药液敷贴患处。

5. 鱼腥草 30 克，天门冬 12 克，犁头草 30 克，天胡荽 3 克。将药物捣烂，敷贴患处。

6. 木芙蓉花 30 克。将药物研细末，调拌凡士林或麻油，敷贴患处。

二、疔疮

多因火热之毒为患，或外感湿毒蕴蒸肌肤，以致气血凝滞而成。发病迅速，多发于颜面、手足等处。疔疮初期，皮肤有粟米粒状疮头，痒、麻，继而红肿热痛；疔疮中期，疮形渐大，疼痛加剧，疮头白点；疔疮后期，脓溃，疔根随脓外流。

【临床治疗】

配方：五味子 6 克，天花粉 6 克，黄柏 12 克，大黄 12 克，姜黄 3 克，白芷 12 克，陈皮 12 克。

选穴：阿是穴。

用法：将药物研细末或捣汁，调拌鸡蛋清或麻油敷贴患处。

【辨证配方】

1. 初期　野菊花 30 克，生地 20 克。
2. 中期　穿心莲 12 克，黄芩 6 克。
3. 后期　乳香 6 克，鱼腥草 30 克。

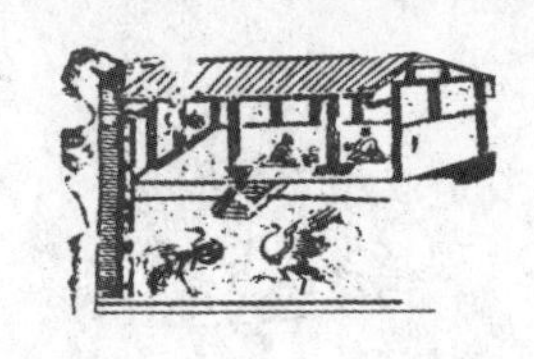

【辨证选穴】

1. 上身部位　大椎。

2. 下身部位　血海,

【注意事项】

1. 忌房劳过度,忌郁怒伤肝而内燥血沸。

2. 忌过早挤脓。

3. 忌食辛辣燥热之物,宜饮用清热解毒之品。

【民间单验方】

1. 五倍子6克。将药物研细末,调拌蜂蜜、醋,敷贴患处。

2. 蒲黄6克,吴茱萸12克。将药物研细末,调拌麻油,涂搽或敷贴患处。

3. 蜈蚣6克,雄黄3克。将药物研细末,调拌鸡蛋清,敷贴患处。

4. 芙蓉叶60克。将药物捣烂或研细末,调拌童便,敷贴患处。

三、痈

多因外感风燥湿火,邪热壅聚,或过食油腻厚味,湿热火毒内生所致。症见皮肤有粟粒样脓头,伴有红肿热痛等。

【临床治疗】

配方:黄柏12克,陈皮12克,金银花30克,薄荷6克,防风6克。

选穴:痈结处

用法:将药物研细末或煎后捣汁,用麻油、鸡蛋清或凡士林调拌,敷贴患处。

【辨证配方】

1. 初期　蒲公英30克,鱼腥草30克。

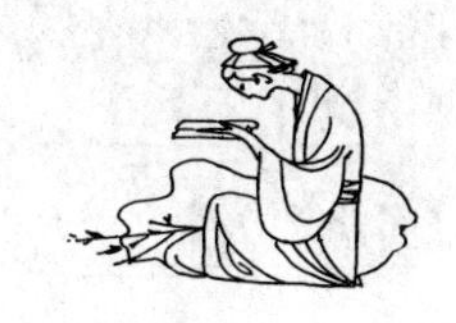

2. 成脓　大黄6克,黄连3克。

3. 溃后　乳香10克,白芷12克。

【辨证选穴】

1. 颈部　大椎。

2. 腋部　肩髃。

3. 腹部　命门。

4. 大腿　血海。

【注意事项】

1. 外敷药应调拌均匀,干湿适中。

2. 高热患者应多饮水,忌食辛辣燥火之品。

3. 每次换药应保持皮肤清洁,注意卫生。

【民间单验方】

1. 蒲公英60克。将药物捣烂后,敷贴患处。

2. 松香3克。将药物研细末,调拌白酒成稀糊状,敷贴患处。

3. 煅石膏6克,升丹0.3克。将药物研细末,撒于疮口处,包扎。

4. 野菊花60克。捣烂,调拌红糖敷贴患处。

5. 豆腐渣60克。麻油调拌敷贴患处。

6. 石灰水适量。桐油调拌,敷贴患处。

7. 乌梅肉30克,冰片0.1克。将药物研细末,调拌麻油或童便,敷贴患处。

四、臁疮

多因经久站立或担负重物,以致络脉失畅,影响局部气血运行,或因湿热下注,气滞血凝,或下肢被虫咬伤,感受虫毒,热毒内犯所致。初起先痒后痛,红肿,后期溃疡,经久难敛。

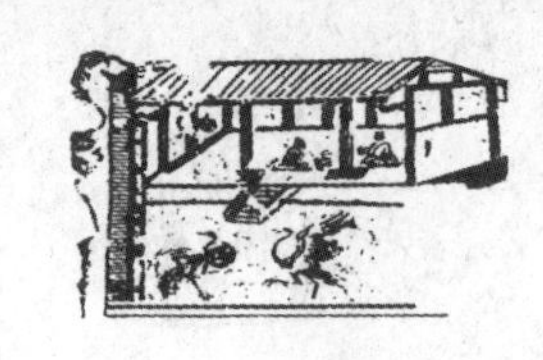

【临床治疗】

配方：青黛 6 克，石膏 12 克，滑石 12 克，黄柏 12 克，大黄 10 克。

选穴：阿是穴。

用法：将药物研细末，用葱汁、白酒、麻油、菊花露、金银花露、丝瓜叶等捣汁，敷贴患处。

【辨证配方】

1. 初期　防己 12 克，苍术 12 克。

2. 后期　白芷 12 克，冰片 0.6 克。

【辨证选穴】

1. 初期　承山、足三里。

2. 后期　涌泉、委中。

【注意事项】

1. 患足平常宜抬高，减少走动。

2. 配合服用中西药。

3. 疮口愈合后，宜常用绷带缠缚或穿医用弹力袜保护。

4. 应避免外来损伤或毒邪侵袭。

【民间单验方】

1. 乌贼骨 6 克，炉甘石 6 克，赤石脂 6 克，石膏 10 克。将药物研细末，调拌麻油，敷贴患处。

2. 地龙 30 克。将药物捣烂，调拌白糖，敷贴疮上。

3. 杜仲 12 克，冰片 0.6 克，炉甘石 10 克。将药物研细末后，调拌猪油，敷贴患处。

4. 龙骨 12 克，牡蛎 12 克，乳香 10 克，没药 10 克，血竭 12 克，大黄 6 克。将药物研细末，调拌凡士林或童便，敷贴患处。

5. 蒲公英 30 克，野菊花 30 克，葱白 10 克，艾叶 10 克，鱼腥草 30 克。将药物捣烂，敷贴患处。

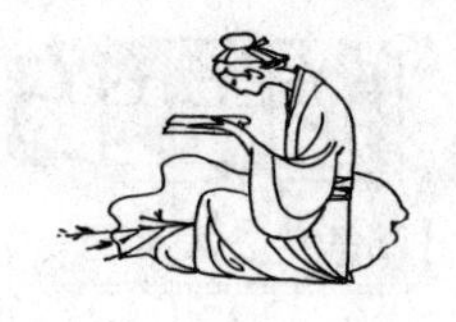

五、丹毒

多因火邪侵袭，血分有热，郁于肌肤而发，或皮肤破损，毒邪趁隙而入。发于头面，多为风热；发于胁肋，多为肝火；发于下肢，多为湿热；小儿多因内热所致。症见皮肤红肿，扩展很快，有灼热感和疼痛，有水疱或红肿边缘有凸起等。

【临床治疗】

配方：黄连 12 克，黄芩 12 克，黄柏 12 克，大黄 8 克，冰片 3 克。

选穴：患部。

用法：将药物研细末，用茶叶水或丝瓜叶捣汁后，敷贴患处。

【辨证配方】

1. 头面　金银花 30 克，薄荷 12 克。
2. 胁肋　桑叶 30 克，牡丹皮 10 克。
3. 下肢　牛膝 20 克，生地 20 克。
4. 小儿　大青叶 30 克，穿心莲 10 克。

【辨证选穴】

1. 头面　大椎。
2. 胁肋　期门。
3. 下肢　承山。
4. 小儿　肚脐。

【注意事项】

1. 丹毒患者应避风邪和湿热之邪。
2. 凡皮肤破损者，应防止感染。
3. 发于下肢者，宜平卧抬高患肢。
4. 宜食清淡食品，忌食辛辣燥热之品。

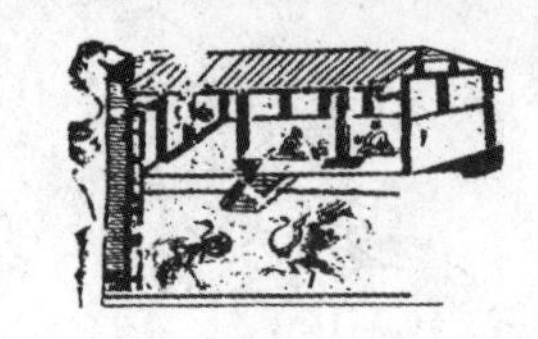

【民间单验方】

1. 雄黄 6 克。研细末,调拌白酒,敷贴患处。

2. 地龙 30 克。捣烂,调拌白糖,敷贴患处。

3. 寒水石 12 克,石膏 10 克。将药物研细末后,调拌醋或童便,敷贴患处。

4. 雄黄 3 克,白矾 3 克,冰片 0.3 克。将药物研细末,调拌凡士林,敷贴患处。

5. 猪苦胆 1 个,丝瓜叶 60 克,茶叶 6 克。将药物煎后取汁,调拌面粉,敷贴患处。

六、阴囊湿疹

多因湿热与风邪外袭及不洁之物等所致。症见初起时阴囊瘙痒,皮肤渐变肥厚,皮上起疙瘩,抓破皮后流汁水、结痂,常有皲裂,奇痒难忍。

【临床治疗】

配方:苦参 20 克,生地 20 克,地肤子 12 克,刺蒺藜 12 克,乌梢蛇 30 克。

选穴:阴囊处。

用法:将药物研细末或煎后取汁,直接将药水涂搽(外洗)或调拌蛋清外敷。

【辨证配方】

1. 初期　防风 12 克,五倍子 12 克。

2. 后期　蛇床子 10 克,麻黄根 12 克。

【辨证选穴】

1. 湿热　丹田。

2. 风邪　血海。

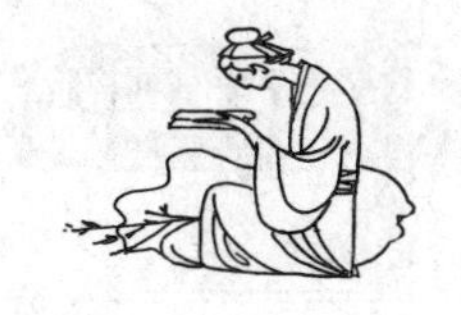

【注意事项】

1. 注意清洁卫生,忌房事。

2. 皮肤破损时,先用纱布垫于破损皮肤上,然后敷贴药物。

3. 配合内服利尿解毒药物。

【民间单验方】

1. 苦参10克,大黄6克,浮萍20克,川花椒6克,薄荷叶20克,滑石10克,枯矾0.6克。将药物研细末,调拌麻油,敷贴患处。

2. 黄柏12克,五倍子12克,青黛3克。将药物研细末,调拌鸡蛋黄或软膏,敷贴患处。

3. 紫苏叶60克。研细末,调拌蜂蜜,敷贴患处。

4. 麻黄根12克,牡蛎12克,炉甘石6克,干姜3克,蛇床子20克。将药物研细末,调拌麻油,敷贴患处。

5. 猪苦胆1个,姜黄3克,老鹳草20克,苦瓜30克。将药物捣烂,调拌面粉,敷贴患处。

七、湿疹

多因风湿热邪客于肌肤,或血虚生风、生燥,肌肤失养,营养不足等所致。症见患部瘙痒,呈弥漫性潮红、水肿、丘疹、水疱、糜烂、渗液、结痂、脱屑等。婴儿多发于头面部,湿疹消退后不留痕迹。

【临床治疗】

配方:青黛12克,石膏10克,滑石6克,黄柏12克,苦参20克,百部12克。

选穴:患处。

用法:先将石膏制成煅石膏,然后将药物研成细末,调拌凡士林或蛋清,敷贴或涂搽患处。

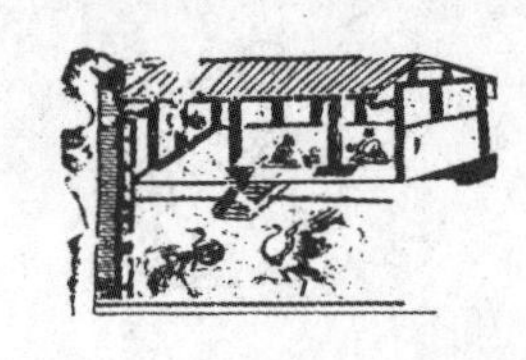

【辨证配方】

1. 急性湿疹　地龙 12 克,黄连 12 克。

2. 慢性湿疹　生地 20 克,地肤子 12 克。

【辨证选穴】

1. 头部　大椎。

2. 背腰　命门。

3. 下肢　血海。

【注意事项】

1. 忌用热水烫洗或用肥皂等洗涤皮肤。

2. 宜选用清淡食品,多食新鲜蔬菜、水果,忌食辛辣、油腻之品。

3. 配合内服中西药。

4. 注意防止风热、湿毒之邪入侵。

【民间单验方】

1. 龙胆草 30 克,黄柏 12 克,龙葵 6 克,紫花地丁 6 克。将药物煮熬后捣烂,敷贴患处。

2. 女贞叶 30 克,地骨皮 12 克,大黄 6 克,黄柏 6 克,松花粉 6 克,青黛 3 克,枯矾 3 克。将药物研细末,敷贴或涂搽患处。

3. 半边莲 30 克。煎水液,敷贴患处。

4. 寒水石 6 克,黄柏 6 克,石膏 6 克,滑石 3 克。将药物研细末,调拌蜂蜜,敷贴或涂搽患处。

5. 轻粉 3 克,升丹 0.6 克,飞辰砂 3 克。将药物研细末,用麻油、黄蜡熬炼成膏,敷贴或涂搽患处。

6. 黄连 12 克。研细末,调拌鸡蛋清敷贴患处。

八、瘰疬

多因肝气郁结,久而化火内燔,炼液为痰;痰火上升,结于颈

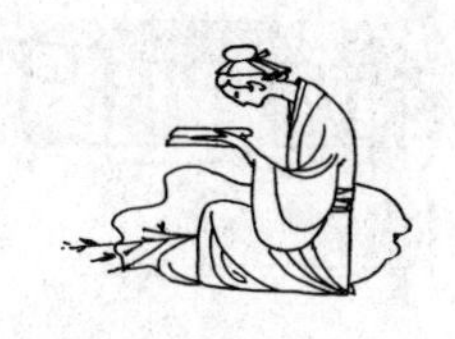

项;或因肺肾水亏火旺,肺津不能输布,痰火凝结而成。初起出现单个或多个硬结,日久逐渐增大,最后化脓,破溃后形成难以收口的瘘管。

【临床治疗】

配方:牛蒡子根叶60克,夏枯草30克,川芎12克,白凤仙20克,地龙20克,防风10克,乳香8克,菜油80克。

选穴:阿是穴。

用法:将上述新鲜药物捣汁,部分中药研细末,调拌菜油,敷贴上述部位、穴位。

【辨证配方】

1. 初期　血竭12克,樟脑8克。

2. 后期　蓖麻仁20克,狼毒10克。

【辨证选穴】

1. 颈部　大椎。

2. 颈前　膻中。

【注意事项】

1. 应节制房事,保持心情舒畅。

2. 忌服辛辣刺激之品。

3. 配合服用中西药。

【民间单验方】

1. 蓖麻仁12克,柏油8克,苦杏仁12克,铜绿3克。将药物捣烂,制成膏剂,敷贴患处。

2. 泽漆全草60克。捣烂取汁,敷贴患处。

3. 龙骨12克,天花粉6克,黄丹3克,硼砂3克,乳香10克,血竭12克,冰片3克,田七12克。将药物研细末,调拌凡士林,敷贴患处。

4. 半夏12克,生南星12克。将药物捣烂,敷贴患处。

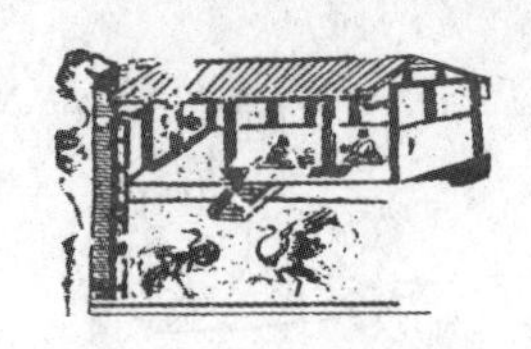

5. 石灰20克，食盐6克。将药物研细末，调拌白酒，敷贴患处。

九、痄腮

多因外感风温毒邪，内有胃热上乘，蕴结于少阳、阳明之络，以致络脉失和，气血凝滞而成，或因冬末春初感染温毒而得。症见两侧颈颌部肌肉疼痛、肿胀等。

【临床治疗】

配方：雄黄12克，乳香10克，煅月石6克，青礞石6克，没药12克，冰片3克，火硝2克，朱砂0.6克，麝香0.1克。

选穴：阿是穴。

用法：将药物研细末，调拌麻油做成膏剂敷贴患处。

【辨证配方】

1. 初期　大黄12克，黄柏20克。

2. 后期　芙蓉叶30克，白芷12克。

【辨证选穴】

1. 初期　大椎。

2. 后期　缺盆。

【注意事项】

1. 讲究卫生，注意隔离，防止患者相互传染。

2. 以软食为主，避免酸性饮食。

3. 患处可做局部热熨或按摩、温灸。

【民间单验方】

1. 野菊花叶30克。捣烂，调拌鸡蛋清，敷贴患处。

2. 生大黄20克，川黄柏20克，胆南星12克。将药物研细末，调拌凡士林，敷贴患处。

3. 仙人掌60克。捣烂，敷贴患处。

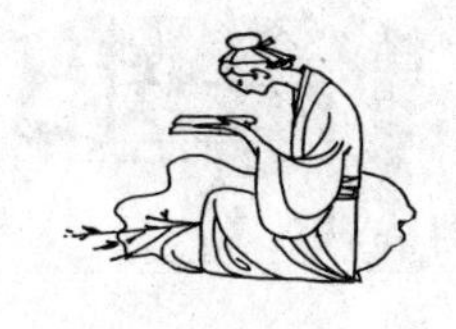

4. 蒲公英30克，紫花地丁20克，白矾3克。将药物捣烂，调拌麻油，敷贴患处。

5. 青黛12克，地龙30克。将药物捣烂，调拌白糖，敷贴患处。

6. 吴茱萸20克。研细末，调拌白酒或醋，敷贴涌泉穴，然后温灸。

十、流注

多因感受暑湿，或风痰内阻，或火热之毒入于血分，或跌打损伤瘀血停留等所致。初期症状为四肢或躯干部有一处或数处肌肉疼痛，触之有肿块，伴有恶寒发热、周身关节疼痛等；后期肿块增大，疼痛加剧，溃后流出黄稠状或白色黏稠脓水等。

【临床治疗】

配方：大黄12克，黄柏12克，姜黄6克，白芷12克，天南星6克，陈皮12克，苍术12克，厚朴12克，甘草3克，天花粉3克。

选穴：阿是穴。

用法：将药物研细末，调拌凡士林。先在肌肉丰满或皮肤紧固处用姜汁或白酒搽洗患处，然后敷贴。

【辨证配方】

1. 初期　防风12克，芙蓉叶30克。

2. 后期　乳香12克，石膏12克。

【辨证选穴】

1. 初期　大椎、命门。

2. 后期　血海、丹田。

【注意事项】

1. 夏季宜饮用清凉防暑之品。

2. 忌食鱼腥及辛辣刺激性食品。

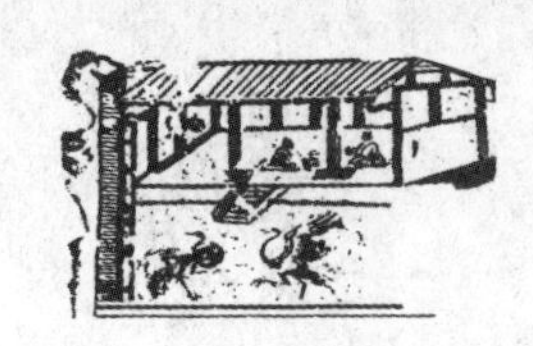

3. 配合内服中西药。

【民间单验方】

1. 熊胆0.1克。研末调敷患处。

2. 草乌12克，五灵脂12克，当归12克，芸香6克，地龙20克，木鳖子12克，麝香0.1克，陈墨炭6克，乳香12克，没药12克，糯米粉12克。将药物研末后，调拌白酒，敷贴双脚心。

3. 猪苦胆1个，冰片3克，大黄12克，姜黄6克。将药物研细末，调拌姜汁，敷贴患处。

4. 石菖蒲20克，黄芩12克，黄柏12克，枳实10克，香附6克。将药物研细末后，调拌凡士林，敷贴患处。

第三节　妇科疾病

妇女所患疾病与妇女自身的生理特点有关。民间对妇科疾病的治疗，一方面采用内服药或进行中医保健护理，另一方面常采用外敷贴药物或外敷药物加施术治疗。

一、阴痒

多因肝火湿热下注，或洗涤不洁，或感染滴虫寄生阴道，或肝脾亏损，冲任不调等所致。症见外阴部瘙痒难忍，后溃烂成疮。

【临床治疗】

配方：青黛12克，石膏10克，滑石8克，黄柏20克。

选穴：阴部。

用法：将药物研细末或煎后取汁，调拌麻油或凡士林。在外敷时，可先用苦参煎水进行熏洗。

【辨证配方】

1. 初期　苦参12克，蛇床子20克。

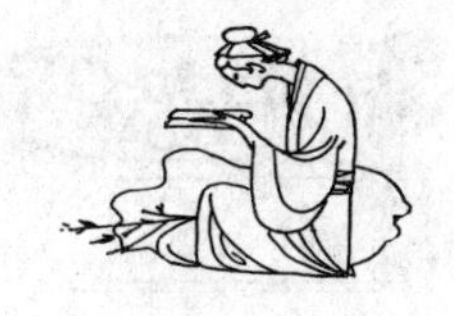

2. 后期　乳香 8 克,地龙 20 克。

【辨证选穴】

1. 初期　关元。

2. 后期　血海。

【注意事项】

1. 如妇女阴痒、白带增多或房事后出血,应进行妇科检查。

2. 凡热毒湿邪上蒸之地不宜久坐。

3. 注意清洁卫生,勤换衣裤。

【民间单验方】

1. 艾叶 20 克,威灵仙 20 克。将药物捣烂,用卫生纸间隔阴部,用布带包贴于阴部。

2. 桃树叶 30 克,苦参 12 克,大黄 10 克,蛇床子 12 克。将药物煎水冲洗阴部,然后将药渣包扎外敷。

3. 茵陈 12 克,苦参 12 克。将药物煎水后,先熏后洗,然后将药渣敷贴阴部。

4. 鸦胆子 12 克。加水浓煎,熏洗患处,然后敷贴患处。

5. 黄柏 30 克。研细末,调拌鸡蛋清,敷贴或涂搽患处。

6. 黄柏 30 克,龙胆草 30 克,苦参 20 克,龙骨 10 克。将药物研细末,用面粉调拌成条状,塞于阴道内。

二、痛经

多因气滞血瘀,或寒湿凝滞,以致气机运行不畅,脉络阻滞不通而引起。经前疼痛多属气滞血瘀,经后疼痛多属虚寒。症见行经前后下腹部疼痛、两乳胀痛、经行不畅、面色苍白等。

【临床治疗】

配方:香附 12 克,延胡索 12 克,桂枝 8 克,官桂 8 克,木香 6 克,鸡血藤 20 克。

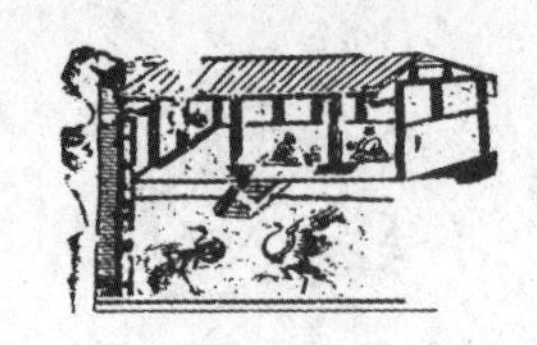

选穴:丹田。

用法:将药物捣烂、炒热后敷贴丹田,然后按揉或温灸。

【辨证配方】

1. 气滞血瘀　桃仁12克,赤芍10克。

2. 寒湿凝滞　茴香12克,蒲黄6克。

【辨证选穴】

1. 气滞血瘀　关元、命门。

2. 寒湿凝滞　八髎、肚脐。

【注意事项】

1. 凡妇女行经期应忌食辛辣燥火之物,忌房事。

2. 平常多注意足部保温,防止寒、湿之邪由足入里。

3. 在敷贴药物时,可用热熨法熨揉小腹部。

【民间单验方】

1. 艾叶60克,食盐30克。将药物熨热后敷贴关元穴。

2. 当归12克,延胡索20克,红花10克,胡椒6克,蚕沙6克。将药物用醋炒热后敷贴痛处。

3. 乌药12克,砂仁12克,木香10克,延胡索12克,香附12克,甘草10克。将药物用白酒炒热后敷贴小腹部。

4. 葱白60克,生姜20克,食盐20克。将药物炒热后敷贴小腹部。

5. 白芥子12克。捣烂,调拌面粉,敷贴涌泉、八髎、关元穴,然后温灸。

6. 三棱10克,莪术10克,枳实8克,威灵仙12克,樟脑6克。将药物研细末,调拌凡士林,敷贴有关穴位。

三、月经不调

多因愤怒郁结,思虑过度,损伤肝、脾、冲、任四脉,或气血虚

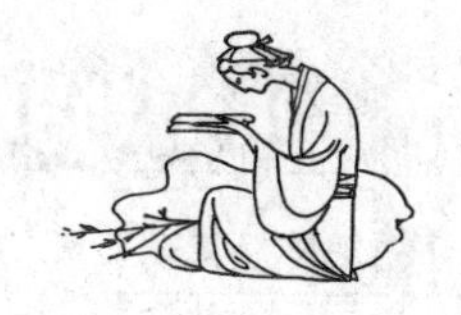

弱,寒热之邪客于血分等所致。症见月经的周期、经量、经色等有改变。

【临床治疗】

配方:香附 20 克,牡蛎 10 克,白芍 12 克,三棱 10 克,木通 12 克,鸡血藤 20 克,牛膝 12 克。

选穴:关元。

用法:将药物研细末,调拌凡士林或熬炼成膏剂。在要敷贴的穴位,先进行推拿点按或热熨,热后外敷。

【辨证配方】

1. 月经提前　益母草 60 克,生地 12 克,五味子 12 克。

2. 月经延后　桂枝 10 克,艾叶 12 克,穿山甲 6 克。

【辨证选穴】

1. 月经提前　命门、三阴交、涌泉。

2. 月经延后　期门、八髎、足三里。

【注意事项】

1. 注意房事不可过度,讲究卫生,勤换衣裤。

2. 防六淫、七情趁经期外扰内犯,忌食辛辣燥热之品,避免劳累过度。

3. 适当配合服用养血、生血、活血、调血的中成药。

【民间单验方】

1. 乳香 12 克,没药 12 克,白芍 12 克,丹参 20 克,山楂 20 克,广木香 6 克,红花 8 克,桃仁 10 克,冰片 3 克。将药物研细末,调拌姜汁或白酒,敷贴穴位。

2. 血竭 12 克,沉香 6 克,丁香 6 克,五灵脂 6 克,乳香 8 克。将药物研细末,熬炼成膏敷贴患处。

3. 当归 20 克,五味子 12 克,樟脑 3 克。将药物研细末,调拌凡士林,敷贴涌泉、关元、腰眼穴,然后温灸穴位。

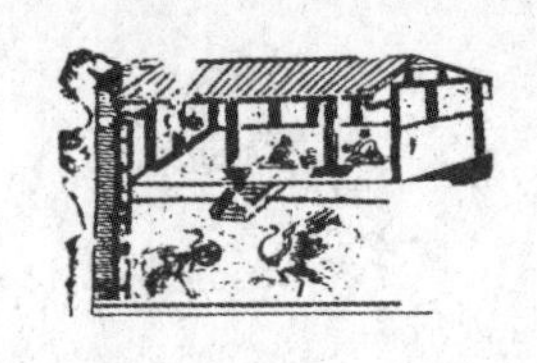

4. 益母草 60 克,夏枯草 30 克。将药物捣烂炒热敷贴丹田。

四、乳痈

因产后乳络阻塞,或乳多饮少,或乳头皲裂不能吸尽乳汁,导致乳汁积滞外流不畅,瘀而成痈;或情志内伤,肝气不舒,脾胃失调,饮食不节,导致阳明积热,经络阻塞,气血凝滞,热盛肉腐而成痈。症见乳房肿痛,内结硬块,肿块渐大,皮肤绛红,按之疼痛。后期脓块自溃,或切开引流后肿痛减轻。

【临床治疗】

配方:雄黄 6 克,乳香 10 克,煅月石 6 克,青礞石 6 克,没药 10 克,冰片 3 克,蒲公英 60 克,瓜蒌 20 克。

选穴:阿是穴。

用法:将药物研细末,部分药物加工炮制,调拌蒲公英汁或凡士林,敷贴患处。如后期成脓,可刺破挤出脓,然后外敷。

【辨证配方】

1. 初期　金银花 60 克,黄芩 12 克。

2. 后期　紫花地丁 12 克,熟石膏 10 克。

【辨证选穴】

1. 初期　大椎、期门。

2. 后期　膏肓、中府。

【注意事项】

1. 妇女哺乳期乳房胀痛,乳汁不畅,可以摩揉或热熨。

2. 平常保持乳房清洁,每日定时哺乳,乳汁有剩余时应挤压流完。

3. 患乳痈后,初期可用吸奶器吸乳汁,后期应用三角巾或胸罩托起患乳。

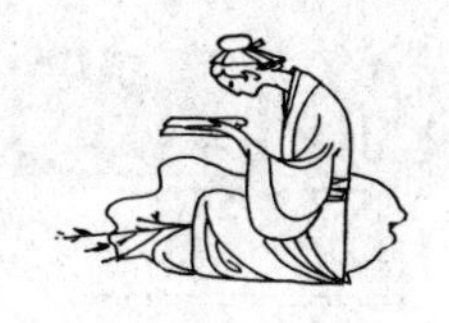

【民间单验方】

1. 仙人掌 60 克，捣烂，调拌冰片粉 2 克，敷贴患处。

2. 草果仁 12 克，葱白 30 克，艾叶 60 克。将药物研细末，调拌面粉制成圆柱形，塞于鼻孔或敷贴患处。

3. 蒲公英 60 克，芙蓉花叶 60 克，金银花藤 30 克，鱼腥草 30 克。将药物捣烂，敷贴患处。

4. 橘叶 30 克，捣烂，调拌薄荷 3 克，麻油 12 克。将药物敷贴膏肓、期门穴。

5. 蒲公英 30 克，连翘 12 克，乳香 8 克。将药物研细末，调拌醋或白酒，炒热后敷贴患处。

6. 生侧柏 20 克。捣烂，调拌蜂蜜，敷贴患处。

7. 半夏 12 克，葱白 20 克。将药物捣烂，调拌面粉，敷贴患处。

五、闭经

多因肝肾不足或气血虚弱，或气滞血瘀，或寒湿凝滞所致。症见女子年过 18 岁，月经尚未来潮，或来而又止。临床上分虚、实两证，实证多腹胀腹痛，虚证多面色无华，腹部柔软不痛。

【临床治疗】

配方：柴胡 12 克，白术 10 克，白芍 10 克，当归 12 克，茯苓 10 克，薄荷 3 克，三棱 6 克，牛膝 20 克。

选穴：关元。

用法：将药物研细末，调拌凡士林，然后敷贴穴位。

【辨证配方】

1. 虚证　香附 12 克，陈皮 10 克，牛膝 12 克。

2. 实证　半夏 12 克，红花 6 克，桃仁 12 克。

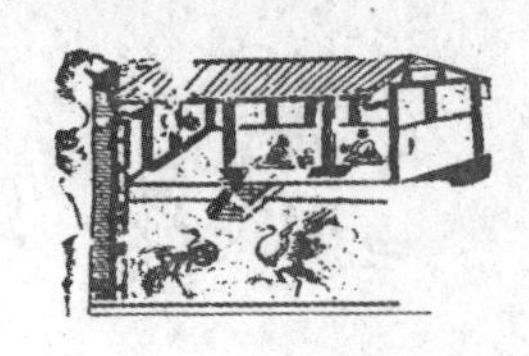

【辨证选穴】

1. 虚证　命门、中脘、腰眼。

2. 实证　神阙、八髎、涌泉。

【注意事项】

1. 凡先天性无子宫、无阴道、无卵巢者不属于此证。

2. 注意保持情志舒畅,食欲正常,切忌暴饮暴食,损伤脾胃。

3. 注意防止寒湿之邪趁虚而入子宫,每天早上可用热水温烫双足。

【民间单验方】

1. 益母草 30 克,月季花 30 克。将药物捣汁,加热后敷贴小腹部。

2. 晚蚕沙 30 克。加酒炒热后,敷贴腹部。

3. 威灵仙 20 克,蜣螂 10 克。将药物研细末,调拌白酒或熬炼成膏剂,敷贴关元穴。

4. 大黄 12 克,延胡索 12 克,木香 8 克,桂枝 20 克,山楂 10 克,五味子 12 克。将药物研细末,加食盐炒热,敷贴腰部、小腹部,然后温灸。

六、产后腹痛

多因气血虚弱,或瘀血内阻等致使气血运行不畅,迟滞而痛。症见产妇分娩后小腹部疼痛。

【临床治疗】

配方:当归 20 克,生姜 12 克,川芎 12 克,桃仁 8 克,乳香 12 克。

选穴:小腹部。

用法:将药物、研细末或煎后取汁,调拌凡士林,或熬炼成膏剂,敷贴上述部位。

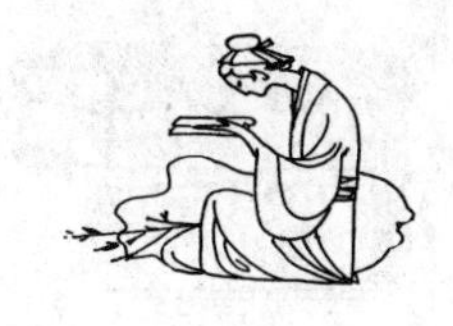

【辨证配方】

1. 气血虚弱　延胡索 12 克，牛膝 20 克。

2. 瘀血内阻　大黄 12 克，桂枝 20 克。

【辨证选穴】

1. 气血虚弱　腰眼、命门。

2. 瘀血内阻　中脘、八髎。

【注意事项】

1. 防止风寒湿邪趁虚而入，注意室内卫生。

2. 切忌食用生冷、燥热、辛辣等食品，加强营养。

3. 敷贴后不宜过多按揉，嘱患者静卧床上。

【民间单验方】

1. 艾叶 60 克。捣烂，炒热后敷贴患处。

2. 吴茱萸 12 克，栀子 10 克，桃仁 3 克，沉香 3 克。将药物研细末，调拌白酒或醋，敷贴痛处。

3. 苎麻根 60 克。切碎加食盐炒热，趁热敷贴患处。

4. 葱白 60 克，姜汁 10 克，细辛 4 克，牙皂 3 克。将药物混合捣烂，调拌鸡蛋清，敷贴患处，然后温灸。

七、脏躁

多因体质虚弱、忧愁思虑、劳倦伤脾、心脾受伤，或病后伤阴，或产后亡血，五脏失于濡养，五志之火内动上扰心神所致。症见心中烦乱，情绪易激动，神志恍惚，睡眠不安，口干，大便燥结等。

【临床治疗】

配方：柴胡 10 克，夏枯草 30 克，钩藤 12 克，白芍 12 克，陈皮 12 克，冰片 3 克。

选穴：期门、大椎。

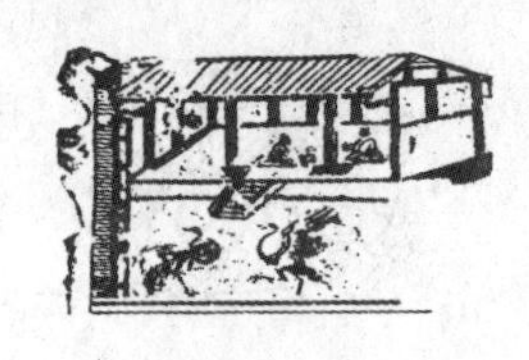

用法：将药物研细末或捣烂取汁，调拌凡士林或童便，敷贴穴位。

【辨证配方】

1. 情志内伤　百合6克，远志12克，丹参12克。

2. 心脾受损　竹茹10克，香附12克，当归20克。

【辨证选穴】

1. 情志内伤　三阴交、涌泉。

2. 心脾受损　心俞、中脘。

【注意事项】

1. 注意保持心情舒畅，切忌恼怒，避免在嘈杂场所活动。

2. 凡便结者，多饮用润肠通便之物，切忌泻热太过，损伤阳气。

3. 配合内服温补药品。

【民间单验方】

1. 吴茱萸12克，龙胆草20克，土硫黄6克，朱砂0.6克，明矾3克，小蓟根汁60克。将药物共研细末，调拌凡士林，敷贴期门、涌泉穴。

2. 夏枯草60克。捣烂，调拌麻油，敷贴大椎、期门穴。

3. 香附12克，枳实10克，葱白30克，樟脑3克。将药物研细末，调拌蜂蜜或鸡蛋清，敷贴心俞、中脘穴。

4. 野菊花80克。捣烂，敷贴两胁肋部位。

八、产后腰痛

多因产后气血虚弱，损伤任、督、带脉，或外感风寒，寒湿留滞腰部，或瘀血内阻经络所致。症见腰部胀痛，屈伸困难。

【临床治疗】

配方：牛膝20克，当归20克，黄芪12克，桃仁8克，红花12克，木通12克，桂枝8克，鸡血藤30克。

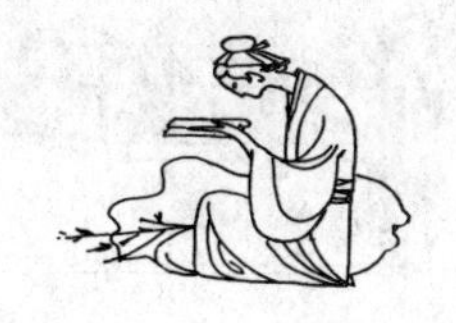

选穴：腰眼。

用法：将药物研细末，调拌麻油或凡士林，敷贴穴位。

【辨证配方】

1. 外感风寒　艾叶 60 克，冰片 3 克。

2. 瘀血内阻　乳香 12 克，樟脑 3 克。

【辨证选穴】

1. 外感风寒　命门、委中、承山。

2. 瘀血内阻　八髎、关元、涌泉。

【注意事项】

1. 产后应避免风寒，如夏季纳凉时不可对风而坐。

2. 产妇不宜睡弹簧床或变形的藤绷床。

3. 产后不宜过度弯腰劳动或站立。

【民间单验方】

1. 葱白 60 克，桑枝 30 克，食盐 80 克。将药物炒热，敷贴关元、命门穴。

2. 艾叶 60 克。捣烂，敷贴腰眼穴，然后温灸。

3. 老鹳草 20 克，伸筋草 30 克，透骨草 30 克。将药物捣烂，加食盐炒热，敷贴八髎、涌泉穴。

4. 三棱 12 克，莪术 12 克，威灵仙 12 克，木瓜 20 克，杜仲 10 克，防风 12 克，独活 8 克，冰片 3 克。将药物研细末，调拌凡士林或熬炼成膏剂，敷贴穴位。

九、子宫脱垂

多因体质虚弱、中气不足、气虚下陷，或生育过多、房劳所伤、肾气亏损、带脉松弛、冲任不固所致。症见子宫脱垂下坠，甚至全部子宫脱出阴道外，伴小腹坠胀感。

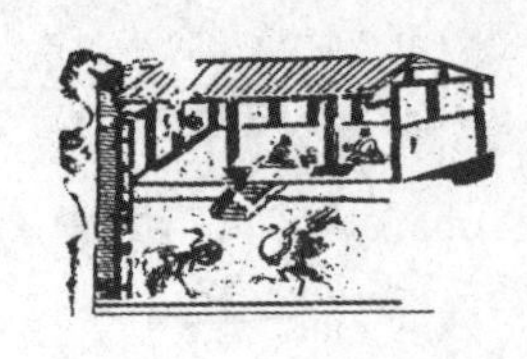

【临床治疗】

配方：五倍子12克，雄黄3克，麝香0.1克，蓖麻仁12克，胡椒3克。

选穴：肚脐、百会。

用法：将药物研细末，调拌面粉或鸡蛋清、姜汁，敷贴穴位，然后温灸。

【辨证配方】

1. 肾虚　五味子12克，升麻6克。

2. 气虚　桑寄生20克，鸡血藤30克。

【辨证选穴】

1. 肾虚　涌泉、关元。

2. 气虚　百会、三阴交。

【注意事项】

1. 避免超重劳动或长期站立做重体力操作。

2. 加强锻炼和营养，注意情志变化，避免生气动怒或忧思闷气。

【民间单验方】

1. 蓖麻仁60克。捣烂，调拌面粉做成圆柱形，塞入阴道内。

2. 煅龙骨12克，五倍子12克，冰片3克。将药物研细末，调拌香油，敷贴患处。

3. 五倍子12克，乌梅6克，枳壳10克。将药物捣烂或研细末或煎汁水，调拌鸡蛋清，敷贴或熏洗患处。

4. 田螺3个。捣烂或研细末，调拌鸡蛋清，敷贴患处。

5. 蓖麻仁60克。捣烂，调拌醋，敷贴百会穴。

6. 茄子根60克。烧存性，研细末，调拌麻油，敷贴患处。

十、不孕症

多因先天肾气不充、精血不足、冲任脉虚、胞脉失养；或情志

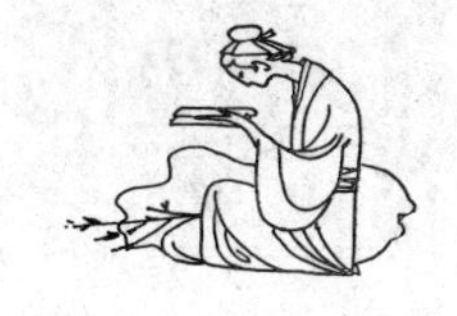

不畅、肝气郁结、疏泄失常、气血不和；或体质肥胖、痰湿内生、气机不畅、胞脉受阻等导致不孕症。

【临床治疗】

配方：延胡索12克，菟丝子20克，五加皮12克，乳香10克，川芎20克，白芍12克，青木香10克。

选穴：关元。

用法：将药物研细末，调拌凡士林，敷贴穴位，然后温灸。

【辨证配方】

1. 肾虚　香附20克，杜仲12克。

2. 肝郁　女贞子20克，天花粉6克。

3. 痰湿　石菖蒲30克，苍术12克。

【辨证选穴】

1. 肾虚　腰眼、涌泉。

2. 肝郁　三阴交、期门。

3. 痰湿　八髎、委中。

【注意事项】

1. 对先天性妇女生理缺陷造成的不孕症，不属此治疗范围。

2. 对女方不孕症的治疗，应充分考虑男方的身体情况或病变。

3. 配合服用中成药治疗，加强对性知识的学习。

【民间单验方】

1. 硫黄粉6克。调拌凡士林，敷贴关元穴。

2. 五灵脂20克，五味子12克，五加皮12克，五倍子12克，五谷虫8克。将药物研细末，调拌凡士林或熬炼成膏剂，敷贴穴位或塞入阴道内。

3. 女贞子12克，菟丝子20克，五味子12克，五倍子12克，莱菔子12克。将药物研细末，调拌麻油，敷贴穴位。

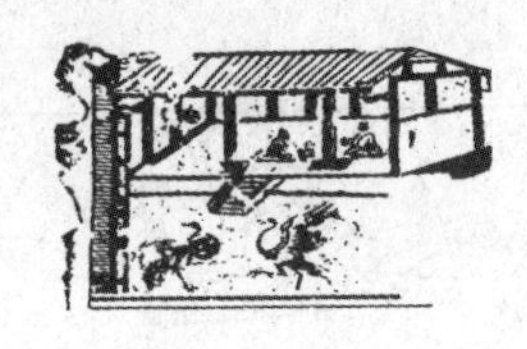

第四节　儿科疾病

儿科疾病与成人疾病有很大区别。首先是小儿发病急、病情发展快，一旦确诊，治疗效果好，缓解也快。由于小儿脏腑娇嫩，在服用药物上有很大不便，既不可过多服用水剂，又不可配伍峻猛的中成药。所以，在民间治疗小儿疾病中多提倡以食物、水果疗法为主，更常用的是以外治法为主的治疗，如推拿、熨烫、熏洗、艾灸等。而敷贴药物是小儿疾病外治法中的一种颇有独特疗效的方法，临床上应用广泛。

一、疳积

多因乳食不节、肥甘伤脾，或病后失调、营养缺乏，或虫积内聚、耗伤精血等所致。症见小儿消瘦，毛发枯焦，或头大颈细，肚大青筋暴露等。

【临床治疗】

配方：木香 12 克，陈皮 12 克，莱菔子 12 克，三棱 10 克，莪术 10 克，槟榔 10 克，姜黄 3 克。

选穴：中脘。

用法：将药物研成细末，调拌凡士林或麻油，敷贴穴位。

【辨证配方】

1. 乳食不节　鱼腥草 60 克，山楂 20 克。

2. 虫积内聚　鸡矢藤 20 克，百部 12 克。

【辨证选穴】

1. 乳食不节　胃俞。

2. 虫积内聚　肚脐。

【注意事项】

1. 一般应用乳品喂养幼儿，吃人（牛）奶为宜。

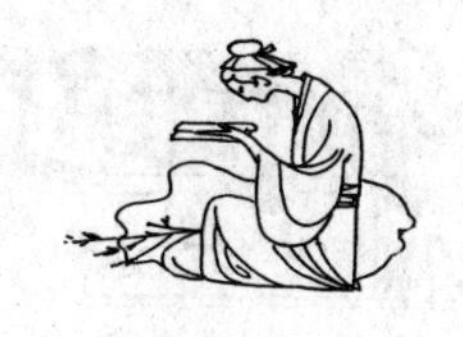

2. 小儿喂养应掌握规律,定量、定时,先稀、先素、后荤,先少后多。

3. 小儿忌零食,香甜、厚腻食品不宜过多,不应暴饮暴食。

【民间单验方】

1. 艾叶 60 克,胡椒 3 克。将药物研末后,加酒 12 克,敷贴肚脐。

2. 白矾 6 克。研末,调拌醋、面粉,敷贴涌泉穴。

3. 巴豆仁 12 克,甜瓜子 12 克,朱砂 3 克。将药物研细末,用麻油调拌成药饼,敷贴印堂、中脘穴。

4. 栀子 12 克,桃仁 8 克,杏仁 8 克,芒硝 6 克,大黄 6 克。将药物研细末,调拌面粉、鸡蛋清,敷贴肚脐。

5. 使君子 20 克。研细末,调拌浓茶,外敷贴脐部。

6. 吴茱萸 12 克,香附 12 克,葎草 30 克,侧柏叶 30 克。将药物研细末,调拌鸡蛋清,敷贴肚脐。

7. 朱砂 3 克,黄连 3 克,公鸡肝 1 个。将药物研细末,调拌麻油,敷贴囟门。

二、小儿腹痛

多因外感风寒入于脐腹,或热结肠道,大便闭结不通,或食积虫积,停滞脘腹,或气滞血瘀,留于经络等所致。症见小儿脐周腹痛或小腹部疼痛。

【临床治疗】

配方:木香 12 克,丁香 12 克,沉香 12 克,香附 8 克,陈皮 12 克,白芍 12 克,生姜 6 克,小茴香 20 克。

选穴:腹部痛处

用法:将药物捣烂或研细末,炒热后敷贴患处。

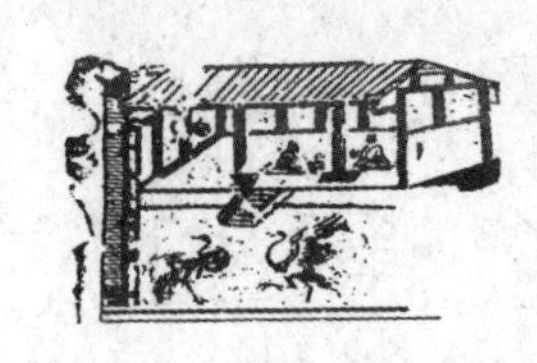

【辨证配方】

1. 寒湿腹痛　桂枝 12 克,艾叶 30 克。

2. 热结腹痛　冰片 3 克,樟脑 3 克。

3. 虫积腹痛　槟榔 12 克,百部 6 克。

【辨证选穴】

1. 寒湿腹痛　命门。

2. 热结腹痛　期门。

3. 虫积腹痛　血海。

【注意事项】

1. 注意腹部保暖,避免寒邪、湿热之邪侵袭腹部。

2. 注意饮食卫生,不宜过食生冷瓜果。

3. 热结脘腹引起腹痛,不宜用热敷贴,应冷后敷贴为宜。

【民间单验方】

1. 葱白 60 克。和盐炒热后,敷贴或熨烫肚脐处。

2. 槟榔 12 克,枳实 10 克,莱菔子 10 克。将药物研细末,调拌醋,敷贴患处。

3. 香附 20 克,法罗海 12 克,陈皮 6 克,冰片 3 克。将药物研细末,调拌凡士林,敷贴肚脐。

4. 胡椒 6 克。研细末,调拌面粉,敷贴肚脐。

三、小儿咳嗽

小儿咳嗽分外感和内伤两种。外感即风、寒、暑、热、湿、燥等邪气犯肺。内伤由乳食伤脾、肺气虚弱、肝风内动影响肺卫之气所致。症见小儿咳嗽、流鼻涕、夜间啼哭等。

【临床治疗】

配方:枳实 12 克,麻黄 6 克,大青叶 20 克,藿香 12 克,毛化红 20 克,半夏 6 克,枇杷叶 10 克,紫苏 12 克。

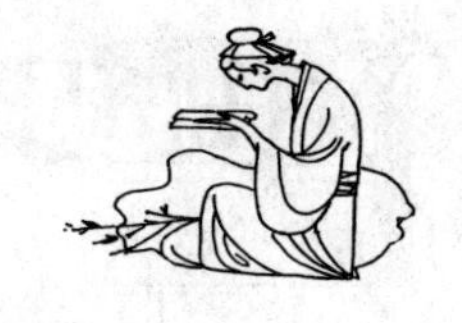

选穴：肺俞、华盖。

用法：将药物研细末，调拌凡士林或麻油。敷贴穴应先行火罐拔吸或用姜蘸白酒搽皮肤，然后敷贴穴位。

【辨证配方】

1. 外感咳嗽　陈皮30克，鱼腥草30克。

2. 内伤咳嗽　郁金12克，五味子12克。

【辨证选穴】

1. 外感咳嗽　大椎、膏肓。

2. 内伤咳嗽　涌泉、中府。

【注意事项】

1. 注意气候变化，防止受凉，小儿特别要注意胸、腹、足部的保暖。

2. 保持室内空气流通，避免煤气尘烟，不要在小孩的房间内吸烟。

3. 应进食清淡食品，不宜食用燥热、油腻食物。

【民间单验方】

1. 白芥子20克。研细末，调拌面粉或麻油，敷贴华盖穴。

2. 黄芩12克，黄连12克，大黄6克。将药物研细末，调拌白酒，敷贴胸部。

3. 石膏6克，枳实10克，瓜蒌12克，明矾3克，冰片3克。将药物研细末，调拌凡士林，敷贴大椎、涌泉穴。

4. 葱白60克，生姜12克，鱼腥草60克。将药物捣烂，调拌白酒，敷贴膻中穴。

5. 栀子12克，雄黄10克，细辛6克，没药12克。将药物研细末，调拌醋，外敷贴胸、背部。

6. 白芥子20克，延胡索12克，甘遂6克，细辛6克，樟脑3克。将药物研细末，调拌鸡蛋清，敷贴肺俞、中府穴。

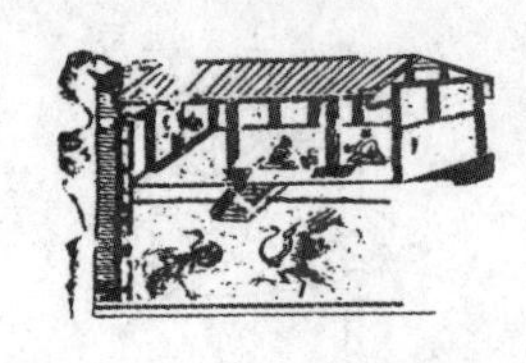

四、遗尿

多因心肾阳虚，或脾肺不足，或膀胱失约，脏腑虚衰，或溺孔郁结，气血不能宣通，气阻血滞等引起。症见小便失控，夜间尿床，梦中遗尿。

【临床治疗】

配方：菟丝子30克，桂枝12克，五味子12克，车前子12克，石菖蒲20克，樟脑3克。

选穴：关元。

用法：将药物研细末，调拌凡士林或姜汁，敷贴穴位，然后温灸。

【辨证配方】

1. 肾虚遗尿　牡蛎12克，金樱子30克。

2. 膀胱失约　蝉蜕12克，地龙20克。

3. 下元虚寒　麻黄6克，牛膝12克。

【辨证选穴】

1. 肾虚遗尿　腰眼、涌泉。

2. 膀胱失约　血海、命门。

3. 下元虚寒　承山、八髎。

【注意事项】

1. 掌握小儿排尿习惯，逐步养成小儿规律性定时排尿的习惯。

2. 每日晚饭后适当控制饮水量。

3. 虚弱小儿应加强营养，避免惊恐。

【民间单验方】

1. 硫黄6克，大葱30克。将药物研细末或捣烂，调拌麻油，敷贴神阙穴，然后温灸。

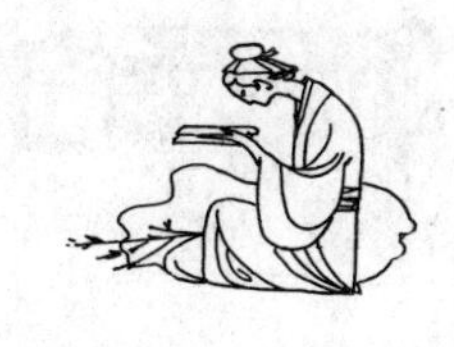

2. 五倍子12克，五味子12克，菟丝子12克。将药物研细末，调拌温开水，敷贴肚脐、命门穴。

3. 白芍10克，白术12克，白及10克，白矾3克。将药物研细末，调拌葱汁，敷贴涌泉、关元穴。

4. 石菖蒲20克，艾叶60克。将药物捣烂，调拌食盐，敷贴小腹部。

五、脐风

多因新生儿断脐时使用的用品不洁，或断脐后脐部护理不当，受风冷水湿秽毒之邪所侵而致。症见小儿唇青、口撮、牙关紧闭、角弓反张、四肢抽搐等。

【临床治疗】

配方：麝香0.3克，防风12克，僵蚕12克，雄黄3克。

选穴：脐部。

用法：将药物研细末，调拌麻油或蛋清，敷贴患处，然后温灸。

【辨证配方】

1. 轻度脐风　野菊花60克，黄芩12克。

2. 重度脐风　艾绒60克，龙骨12克。

【辨证选穴】

1. 轻度脐风　囟门。

2. 重度脐风　涌泉。

【注意事项】

1. 普及新法接生，重视脐部清洁，防止感染。

2. 裹脐后，一般不宜随时拆开。

【民间单验方】

1. 枯矾3克，硼砂3克，朱砂0.3克，冰片0.6克。将药物研细末，用药末撒于患处，然后用纱布固定。

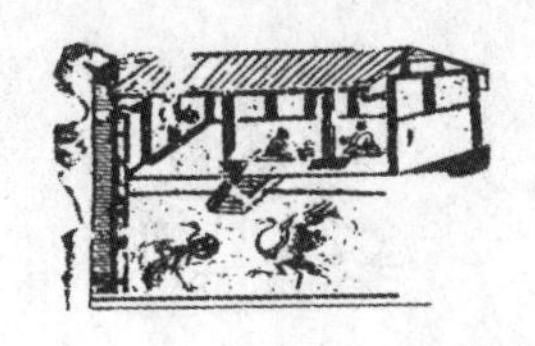

2. 胡椒6克,葱白10克,生姜3克,艾叶60克。将药物捣烂,调拌面粉麻油,做成药团,裹于手掌心。

3. 白附子12克。研细末,调拌鸡蛋清,敷贴手、足掌心。

4. 生地12克,葱白6克,莱菔子10克,田螺1个。将药物捣烂,敷贴脐部。

六、感冒

多因小儿脏腑娇嫩,肌肤疏薄,卫外不固,加之寒暖不能自调,易于感受外邪,或因四时气候变化,冷热失常,外邪趁虚侵袭,导致感冒。症见小儿发热恶寒、头痛、鼻塞流涕、打喷嚏、咳嗽等。

【临床治疗】

配方:香薷12克,葎草60克,夏枯草30克,柴胡10克,苏叶12克,菊花30克。

选穴:大椎。

用法:将药物捣烂或取汁,调拌鸡蛋清或白酒,敷贴大椎穴。

【辨证配方】

1. 风寒　姜汁6克,葱白12克。
2. 风热　薄荷3克,金银花30克。
3. 咳嗽　枇杷叶6克,紫菀10克。

【辨证选穴】

1. 风寒　膏肓。
2. 风热　手心、足心。
3. 咳嗽　华盖。

【注意事项】

1. 增强小儿体质,平时多晒太阳,提高抗病能力。
2. 讲究卫生,并根据气候变化随时增减衣服。经常保持室

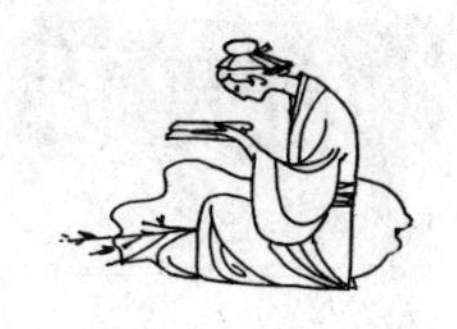

内空气流通。

【民间单验方】

1. 葱白 60 克，生姜 12 克。将药物捣烂，调拌麻油，敷贴胸口、背心。

2. 绿豆 20 克。研细末，调拌鸡蛋清，外敷贴中脘、足心。

3. 桃仁 12 克，杏仁 10 克，山栀仁 10 克，枣仁 6 克。将药物研细末，调拌面粉，鸡蛋清，敷贴手心、大椎。

4. 白芥子 12 克。研细末，调拌鸡蛋清，敷贴足心。

5. 淡豆豉 10 克，连翘 10 克，薄荷 6 克。将药物研细末，调拌葱、姜汁，敷贴大椎、中脘穴。

七、惊风

小儿惊风，临床上分为急惊风和慢惊风两种。急惊风多因外感六淫、时疫，或乳食内伤、惊恐等所致。慢惊风多因脾胃虚弱，或脾肾阳虚，或气阴两虚所致。急惊风症见壮热不退，神志不清，两目上视，或直视似怒，口唇颤动，牙关紧闭，颈项强直，角弓反张，四肢抽搐等。慢惊风症见精神倦怠，疲惫无力，睡卧露睛，常出虚汗，不思乳食，抽搐无力等。

【临床治疗】

配方：薄荷 3 克，牛黄 3 克，羚羊角 3 克，黄连 3 克，白芍 3 克，青蒿 6 克，石菖蒲 20 克。

选穴：囟门、肚脐。

用法：将药物研细末，调拌凡士林或麻油，敷贴穴位。

【辨证配方】

1. 急惊风　地龙 20 克，全蝎 12 克。

2. 慢惊风　防风 12 克，菊花 30 克。

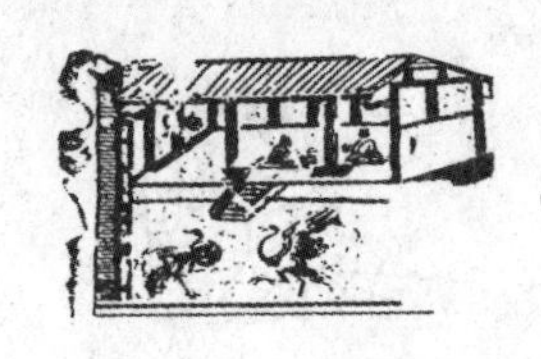

【辨证选穴】

1. 急惊风　百会。

2. 慢惊风　涌泉。

【注意事项】

1. 注意饮食卫生,科学喂养,提高抗病能力。

2. 防止惊恐,切忌听过分刺激的音响及嘈杂之音。

3. 一旦小儿惊风,可先进行推拿点掐穴位或针灸,配合内服药治疗。

【民间单验方】

1. 栀子 6 克,明雄 3 克,冰片 0.6 克。将药物研细末,调拌鸡蛋清,敷贴神阙穴。

2. 胡椒 6 克,地龙 20 克,肉桂 20 克,栀子 12 克。将药物捣烂,调拌麻油,外敷贴大椎、涌泉穴。

3. 铅粉 0.3 克。调拌鸡蛋清,敷贴两足心。

4. 代赭石 12 克。研细末,调拌食醋或姜汁,敷贴涌泉穴。

5. 地龙 30 克。捣烂,调拌蜂蜜或乳汁成饼,敷贴囟门穴。

6. 芙蓉花叶 60 克。捣烂,调拌鸡蛋清做成饼,敷贴脐部。

八、泄泻

多因外感六淫,邪入肠胃,肠胃功能失调,或乳食内伤,使脾胃运化失职,清浊相混,或惊恐内迫,肝失条达,横逆犯胃所致。症见小儿一日泄泻大便数次。

【临床治疗】

配方:藿香 12 克,白芷 6 克,葛根 20 克,附子 12 克,陈皮 12 克,半夏 6 克,泽泻 6 克,樟脑 8 克。

选穴:肚脐。

用法:将药物研细末,调拌姜汁或麻油,敷贴肚脐,然后热

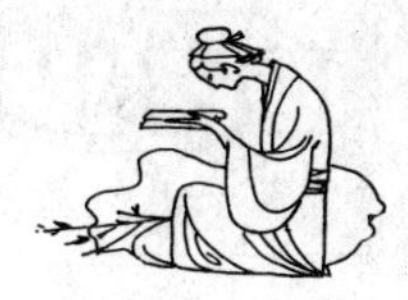

熨、温灸。

【辨证配方】

1. 外感六淫　吴茱萸12克，桂枝8克。

2. 内伤脏腑　丁香6克，五味子12克。

【辨证选穴】

1. 外感六淫　八髎、胃脘部。

2. 内伤脏腑　胃俞、小腹侧。

【注意事项】

1. 注意饮食卫生，饮食宜定时定量，不要暴饮暴食。小儿不宜过食肥厚油腻及燥热之品。

2. 注意气候变化，避免小儿腹部、足部受凉。

3. 一旦发生腹泻，应停止食用牛奶或油腻食品，改用清淡食品。

【民间单验方】

1. 胡椒3克，麝香0.2克。将药物研细末，调拌姜汁成膏，外敷神阙穴。

2. 松香6克。研细末，调拌白酒，敷贴肚脐。

3. 大蒜12克。捣烂，调拌鸡蛋清，敷贴涌泉穴。

4. 丁香6克，硫黄3克，胡椒6克，绿豆12克。将药物研细末，调拌开水做成药饼，敷贴肚脐、八髎穴。

5. 胡椒12克，艾叶30克，透骨草80克。将药物捣烂，调拌鸡蛋清，敷贴足心。

6. 白胡椒12克，炮干姜6克，炒雄黄3克。将药物研细末，调拌面粉做成圆条，敷贴肛门或肚脐。

九、小儿麻痹症

多因风、热、暑、湿、时行疫毒之邪由口鼻入侵所致。初期症

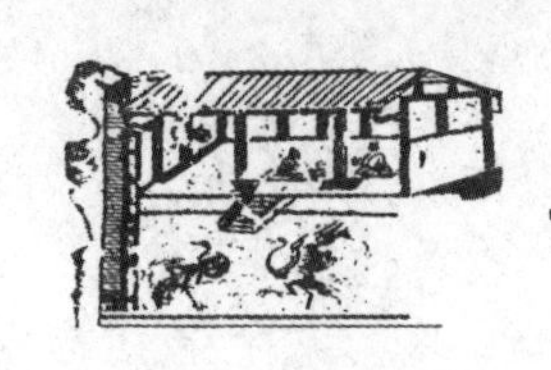

见发热,咳嗽咽红,全身肌肉疼痛或伴有呕吐、腹泻,或肢体痿软,肌肉弛缓,后期肌肉萎缩,骨骼畸形等。

【临床治疗】

配方:川芎 12 克,羌活 10 克,独活 10 克,防风 12 克,黄芩 12 克,当归 20 克,赤芍 12 克,红花 12 克,冰片 3 克,乳香 10 克。

选穴:背心、胸口、肚脐、命门、八髎、委中。

用法:将药物研细末,调拌凡士林或将药物熬炼成膏剂,先行针灸、推拿、拔罐、刺血,然后敷贴穴位,配合温灸。

【辨证配方】

1. 上肢麻痹　桂枝 8 克,丝瓜络 20 克,香附 12 克。

2. 下肢麻痹　牛膝 20 克,鸡血藤 30 克,青木香 6 克。

【辨证选穴】

1. 上肢麻痹　肩髎、百会、曲池、劳宫。

2. 下肢麻痹　涌泉、期门、血海、承山。

【注意事项】

1. 在流行季节,勿带小儿到公共场所玩耍,注意休息,避免疲倦后受寒或湿热之邪侵袭。

2. 讲究卫生,注意小儿饮食,忌不洁食物入口。

3. 早期小儿麻痹症,应卧床休息,适当配合按摩、针刺或服用中西药。

【民间单验方】

1. 威灵仙 12 克,半边莲 10 克,透骨风根 30 克。将药物研细末,调拌凡士林,敷贴穴位。

2. 当归 12 克,白芷 12 克,赤芍 12 克,红花 12 克,生地 12 克,石胡荽 6 克,樟脑 3 克。将药物研细末,敷贴穴位。

3. 乌头 12 克,白芷 10 克,生地 12 克,血竭 10 克,田七 3 克。将药物研细末,或熬炼成膏,敷贴穴位。

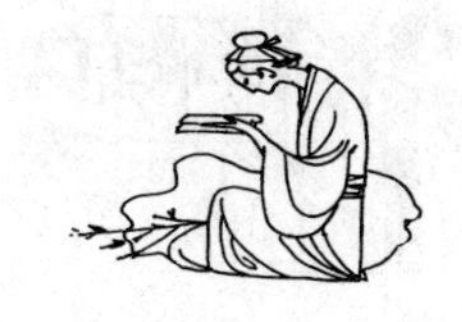

4. 葱白20克,桂枝8克,当归20克,牛膝12克,伸筋草30克,麻黄6克,木瓜20克,红花12克,白芥子12克,穿山甲6克,甘遂12克,细辛3克,麝香0.3克。将药物研细末,调拌麻油,敷贴足心、手心。

5. 川续断12克,防风10克,羌活10克,独活12克,当归20克,黄芪12克,五加皮12克。将药物研细末,调拌麻油或鸡蛋清,敷贴穴位。

十、五迟症

五迟,即立迟、行迟、发迟、齿迟、语迟。多因先天胎禀不足,肝肾亏损,或后天失养,气血虚弱所致。

【临床治疗】

配方:石菖蒲20克,艾叶30克,川芎12克,羌活10克,穿山甲3克,茯苓12克,五味子12克。

选穴:关元、囟门。

用法:将药物研细末,调拌鸡蛋清或麻油,敷贴穴位,然后温灸。

【辨证配方】

1. 初期　牡蛎6克,虎骨6克。

2. 后期　乳香12克,麝香0.3克。

【辨证选穴】

1. 初期　两足踝尖、涌泉。

2. 后期　命门、百会。

【注意事项】

1. 妇女在妊娠期应加强营养,切忌风寒或湿热之邪侵袭。

2. 小儿要加强保暖,以免受凉。在给小儿沐浴时,不要摩擦太过,以免伤及皮肉。

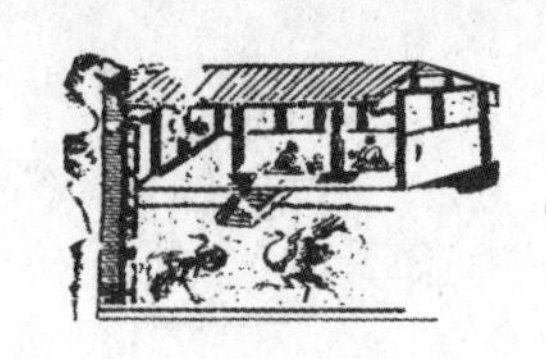

3. 喂养上要少食多餐，注意保护小儿脾胃，供给足够营养，以喂人奶为宜。

【民间单验方】

1. 防风12克，白及12克，柏子仁12克。将药物研细末，调拌乳汁，敷贴囟会穴。

2. 干姜6克，细辛6克，肉桂12克，鸡蛋壳6克。将药物研细末，调拌麻油，敷贴膝关节、印堂、大椎穴。

3. 半夏12克。研细末，水调拌，敷贴足心。

4. 生附子12克，生南星20克。将药物研细末，调拌姜汁，敷贴天柱、八髎穴。

5. 海马6克，猴骨6克，王不留行12克，威灵仙20克，核桃20克。将药物研细末，调拌白酒或凡士林，或熬炼成膏，敷贴穴位。

第五节　伤科疾病

中医正骨术和治跌打损伤敷贴药物，历史悠久，配方用药灵活多变，疗效奇特。其治法有：正骨续筋，活血化瘀，舒筋通络，行气导滞，消肿凉血，清热解毒等。民间医生在配伍药物时，一般多采用草药或食物入药，也采用部分矿物药、动物药、毒物药。每一位民间医生有自己的配方用药习惯和敷贴治病规律及独特的敷贴经验方。

一、骨折

多因外力作用，跌打、坠堕、撞击、闪挫、压砸、负重、劳损等引起骨折。外力又分为直接暴力、间接暴力等，可造成四肢骨折、脊椎骨折、胸肋骨折等。可见骨质出现断裂，或有粉碎性骨片，或有断折骨重叠，表现为出血红肿，骨折处疼痛难忍。

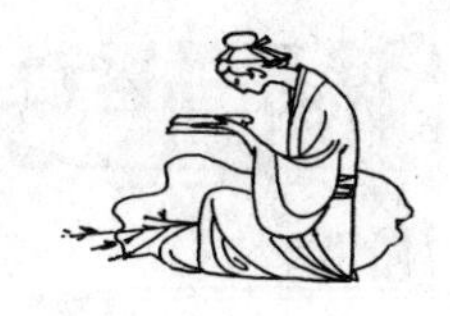

【临床治疗】

配方：自然铜6克，乳香12克，没药12克，桃仁10克，大黄6克，骨碎补20克，当归20克，薄荷3克，红花12克，黄柏10克，赤芍8克，透骨消12克，土鳖虫6克。

选穴：骨折处。

用法：将药物研细末，调拌凡士林或麻油，或熬炼成膏剂。凡肢体骨折或躯干部、头部骨折，应首先进行复位手术，然后敷贴药物，并用夹板固定骨折处，用纱布包扎，不得随意活动。

【辨证配方】

1. 新伤骨折　血竭12克，续断12克，川芎12克，羌活12克。

2. 骨折中期　荆芥10克，防风8克，白及12克，地龙20克。

3. 骨折后期　木通10克，威灵仙20克，海桐皮8克，马钱子8克。

【辨证选穴】

主要敷贴于患处。敷贴面积大小可灵活掌握。

【注意事项】

1. 凡骨折损伤严重时，在搬动患者送医院过程中，应注意护理，尽量减少不必要损伤，造成充血或加重失血。

2. 在敷贴药物以前，必须正确判断骨折严重与否和整形复位是否正确，然后敷贴固定。

3. 有条件的情况下，可配合照片或X线透视进行整形接骨。

4. 包扎固定后，不宜活动，应静养休息，加强营养，防止伤风、受寒。

【民间单验方】

1. 骨碎补12克，五加皮12克，大黄6克，桂枝12克，自然铜10克，松香3克，韭菜20克。将药物研细末，调拌地龙和红

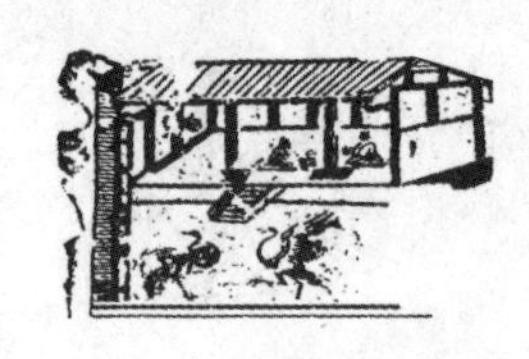

糖,敷贴骨折处。

2. 韭菜60克,葱白30克,地龙20克。将药物捣烂,调拌姜汁或白酒贴骨折处。

3. 地龙20克,土鳖虫12克,冰片3克。将药物研细末,调拌红糖、白酒、面粉,敷贴患处。

4. 石蟹子12克,苎麻根20克,山栀子12克,姜黄6克,地龙20克,蟛蜞12克。将药物研细末,调拌红糖,敷贴骨折处。

5. 乳香12克,没药12克,苏木10克,降香6克,川乌12克,松节12克,地龙12克,血竭20克,龙骨6克,自然铜8克,蝼蛄12克。将药物研细末,调拌凡士林或熬炼成膏,敷贴患处。

6. 红花12克,桃仁6克,血竭12克,麝香0.3克,冰片3克,朱砂3克,儿茶12克,乳香12克,没药12克。将药物研细末,调拌白酒,敷贴患处。

二、脱位

多因受直接暴力或间接暴力所致,因暴力方向不同,引起的关节脱位类型亦不同,但也有因肌肉、肌腱、韧带松弛造成骨关节脱位者。症见关节疼痛、红肿,活动受限,肢体不能屈伸。

【临床治疗】

配方:当归20克,赤芍12克,桃仁12克,红花3克,黄柏12克,防风12克,木通10克,生地10克,乳香12克。

选穴:脱位处。

用法:凡脱位红肿有瘀血者,可用梅花针或三棱针点刺、拔罐放血。再将药物研细末,调拌凡士林或白酒、蛋清,敷贴患处。

【辨证配方】

1. 脱位初期　鸡血藤20克,虎杖20克,大黄8克,黄连12克。

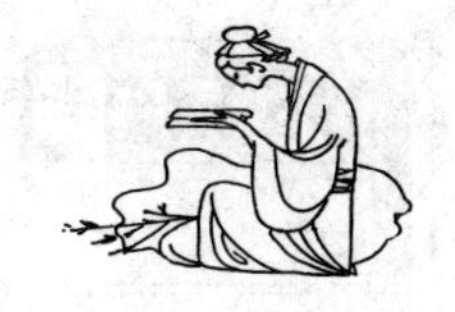

2. 脱位后期　姜黄6克，蒲公英30克，王不留行20克。

【辨证选穴】

1. 上肢脱位　肩髎、曲池。

2. 下肢脱位　环跳、足三里。

【注意事项】

1. 脱位后复位一般应施行牵引，然后将脱位关节用顶、按等手法复位。复位后再施以敷药。

2. 凡关节易脱位者，应加强功能锻炼，主要是锻炼肌肉力量，而不宜过多活动关节。

3. 小儿关节脱位，应注意在牵拉小儿手臂时，不宜用力过猛，以免造成人为损伤。

【民间单验方】

1. 乌梅20克。捣烂如泥，敷贴患处。

2. 草乌12克，天南星8克，细辛6克，白芷10克，冰片3克。将药物研细末，调拌凡士林，敷贴患处。

3. 牡丹皮12克，当归20克，续断12克，桃仁6克，红花12克，赤芍10克，骨碎补12克，生地12克，乳香1克。将药物研细末，调拌鸡蛋清，敷贴患处。

4. 紫苏子12克，赤芍10克，香附20克，木香6克，陈皮12克，郁金10克，穿山甲6克，降香6克，青皮12克。将药物研细末，调拌麻油或熬炼成膏，敷贴患处。

5. 三棱12克，羌活12克，防风6克，荆芥12克，牛膝12克，杜仲12克，独活10克，当归20克，青皮10克，续断12克，红花10克，枳壳12克，五加皮10克。将药物研细末，调拌姜汁或凡士林，敷贴患处。

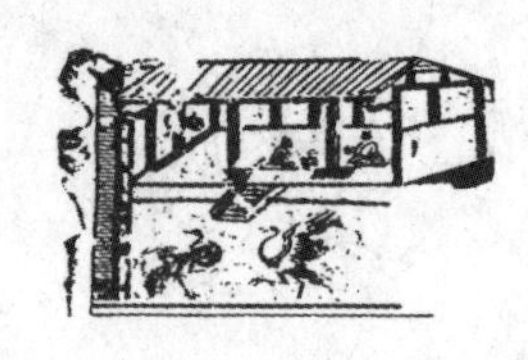

三、损伤

主要指软组织损伤。多因人体各关节、筋络、肌肉遭受外来暴力撞击，或因强力扭转，或因牵拉、压迫等造成损伤。临床上分为急性损伤和慢性损伤两种。症见瘀血红肿，疼痛难忍，关节损伤处用力时疼痛加剧。

【临床治疗】

配方：大黄 6 克，栀子 12 克，木瓜 20 克，姜黄 3 克，黄柏 12 克，乳香 20 克，鸡血藤 30 克，桃仁 12 克，红花 6 克。

选穴：损伤处。

用法：将药物研细末，调拌凡士林，敷贴损伤处。根据病情，可配合拔罐、刺血、推拿或温灸穴位。

【辨证配方】

1. 急性损伤　三七 20 克，血竭 12 克，重楼 10 克。
2. 慢性损伤　威灵仙 20 克，牛膝 12 克，枳实 10 克。

【辨证选穴】

损伤沿经疼痛，可在疼痛处的上下、左右、前后对称配穴。

【注意事项】

1. 凡急性损伤，不宜过分摩揉牵拉，可用点按镇痛。
2. 凡包扎敷药后，患处不宜过分活动，应适当休息。
3. 凡损伤者应注意防止感冒，防止风寒侵袭。
4. 慢性损伤患者应多加强功能锻炼，以锻炼肌力为要。

【民间单验方】

1. 大黄 6 克，薄荷 3 克，黄柏 20 克，泽兰 20 克，侧柏叶 30 克。将药物研细末，调拌蜂蜜，敷贴患部。
2. 鲜大蓟 30 克，栀子 20 克。将药物捣汁，敷贴患处。
3. 苏木 12 克，红花 10 克，没药 12 克，自然铜 10 克，乳香 12

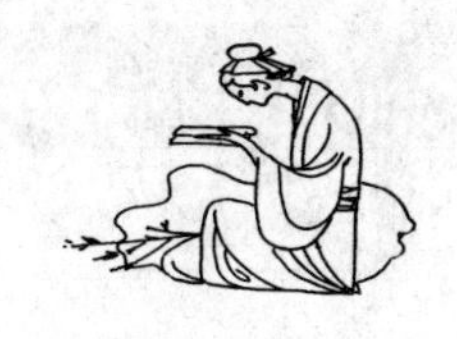

克，血竭 12 克，木鳖子 10 克，丁香 6 克。将药物研细末，调拌白酒，敷贴患处。

4. 鲜韭菜 60 克。捣烂，调拌红糖、白酒，敷贴患处。

5. 三七 30 克。捣烂，调拌童便或麻油、葱汁，敷贴患处。

6. 草乌 12 克，天南星 12 克，细辛 10 克，白芷 12 克。将药物研细末，调拌白酒，敷贴患处。

四、腰部急性扭挫伤

多因腰部突然遭受间接外力所致，如搬运重物时用力不当，或扭转腰部时突然挫伤，或跌打倒地时腰部扭挫伤。症见腰部屈伸、扭转困难，疼痛难忍。

【临床治疗】

配方：马钱子 12 克，骨碎补 20 克，生南星 10 克，三七 20 克，威灵仙 12 克，羌活 10 克，独活 10 克，乳香 12 克。

选穴：患处。

用法：将药物研细末，调拌凡士林。在配合针灸、推拿施术后，敷贴患处。

【辨证配方】

1. 腰伤初期　大黄 10 克，桃仁 12 克，红花 6 克。

2. 腰伤后期　延胡索 12 克，桂枝 12 克，五加皮 12 克。

【辨证选穴】

1. 腰伤初期　腰眼、委中。

2. 腰伤后期　关元、命门。

【注意事项】

1. 劳动中应注意正确的弯腰、转身姿势，不可过分负重。

2. 加强锻炼，增强腰部肌力。

3. 一旦腰伤，注意防止感冒和外寒入里，忌房事，配合内服

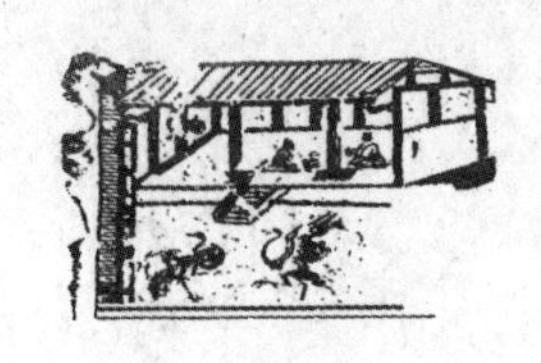

中药。

【民间单验方】

1. 山栀子12克，姜黄3克，大黄8克，冰片3克，葱白60克。将药物研细末，调拌白酒，敷贴患处。

2. 黄丹3克，黄连10克，黄芩10克，黄柏10克，大黄10克，乳香12克。将药物研细末，调拌麻油，敷贴命门、委中穴。

3. 茴香20克，丁香10克，樟脑6克，红花12克。将药物研细末，调拌白酒，敷贴腰部。

4. 韭菜60克，樟脑6克。将药物捣烂，敷贴患处。

5. 黄柏20克，石膏12克。将药物研末，调拌樟脑酒，敷贴患处。

6. 生附子30克。研细末，调拌白酒，敷贴涌泉穴。

五、腰椎间盘突出症

多因腰部扭伤或腰椎退行性病变所致。症见腰部脊椎变形向外突出，下肢筋痛，屈伸困难。

【临床治疗】

配方：乳香12克，没药12克，麻黄10克，马钱子6克，生草乌6克，生川乌6克，骨碎补20克，自然铜10克，杜仲12克。

选穴：腰椎疼痛处。

用法：将药物研细末，调拌凡士林或熬炼成膏，敷贴患处。配合针刺、推拿、牵引。

【辨证配方】

1. 一般疼痛　防风12克，威灵仙20克，大黄10克。

2. 剧烈疼痛　地龙30克，血竭12克，黄连12克。

【辨证选穴】

1. 一般疼痛　委中。

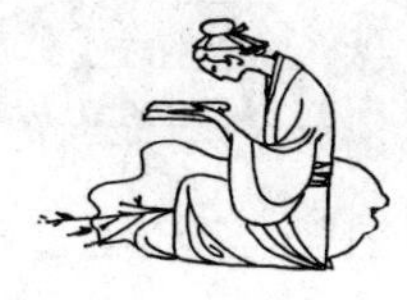

2. 剧烈疼痛　腰眼。

【注意事项】

1. 在推拿施术中,应辨证正确。

2. 在治疗过程中,应卧床休息,不宜过分活动。

3. 配合内服中西药,不宜过用活血和燥热之品。

【民间单验方】

1. 川乌 10 克,草乌 10 克,马钱子 12 克,三七 20 克。将药物研细末,调拌醋,敷贴患处。

2. 穿山甲 6 克,海马 10 克,五灵脂 12 克,王不留行 12 克,木香 10 克。将药物研细末,调拌鸡蛋清,敷贴患处。

3. 菟丝子 20 克,五味子 20 克,女贞子 20 克,马钱子 12 克,白芥子 12 克。将药物研细末,调拌姜汁、醋,敷贴患处。

4. 乳香 12 克,自然铜 6 克,大黄 10 克,黄连 20 克。将药物研细末,调拌凡士林,敷贴患处。

六、头部内伤

多因受直接暴力,如头部受外物打击或碰撞硬物所致。也有因受间接暴力引起,如高处坠下,臀、脊柱受力传达至头部引起。症见头部肿大,头昏呕吐,疼痛剧烈,失眠多梦。

【临床治疗】

配方:三棱 12 克,莪术 12 克,桃仁 6 克,红花 12 克,赤芍 10 克,苏木 12 克,土鳖虫 6 克,延胡索 20 克。

选穴:患处。

用法:将药物研细末,调拌凡士林或熬炼成膏,敷贴患处。敷贴前,先将患者头发剃去。凡有外伤破皮者,应先行创口处理;如有头部内伤或有表面肿块,应针刺放瘀,然后敷贴药物。

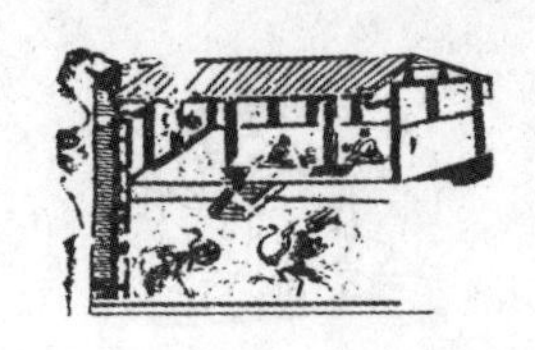

【辨证配方】

1. 头昏头胀 枳实12克，香附10克，五灵脂20克。

2. 头痛剧烈 川芎12克，乳香10克，羌活10克。

【辨证选穴】

1. 头痛沿脊椎放射 大椎。

2. 头内伤、胸闷 华盖。

3. 头痛身困 肩井。

【注意事项】

1. 患者应卧床静养休息，不宜过分动脑。

2. 敷贴药物对重症头部内伤后期的治疗有一定的辅助作用，如对脑震荡、颅内血肿、轻症脑干损伤者的治疗等。

3. 配合中西药内服治疗，严重者应外科手术。

【民间单验方】

1. 葱白6克，羊脑60克。将药物捣烂，敷贴患处。

2. 麝香0.6克，白芷12克，牙皂10克，细辛10克，蟾酥8克。将药物研细末，调拌面粉做成圆条，塞于鼻孔。

3. 朱砂3克，琥珀3克，乳香10克，没药10克，三七12克，麝香0.6克。将药物共研细末，调拌鸡蛋黄，敷贴患处。

4. 川芎12克，大黄10克，五灵脂12克，桃仁6克，红花12克，枳实12克，核桃12克，菟丝子20克。将药物研细末，或熬炼成膏，再加入冰片少许，敷贴患处。

七、胸部内伤

多因负重劳伤或受暴力撞击所致，如跌打冲撞、强力挤压胸部等，造成胸部气滞血瘀，络脉受损，呼吸困难。症见胸部疼痛，咳嗽，呼吸时痛剧，气急等。

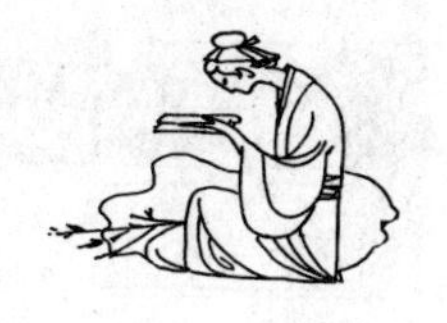

【临床治疗】

配方：黄荆子20克，紫荆皮12克，当归20克，木瓜20克，丹参20克，羌活12克，赤芍10克，白芷10克，姜黄3克，独活12克，秦艽12克，牛膝20克，川芎12克，天花粉6克，威灵仙12克，防风6克，马钱子12克。

选穴：疼痛处。

用法：将药物研细末，调拌凡士林或熬炼成膏剂，敷贴患处，如配合推拿、针灸、拔罐施术疗效更佳。

【辨证配方】

1. 胸部伤血　乳香12克，鸡血藤20克，大黄10克。

2. 胸部伤气　香附20克，青木香12克，枳实20克。

【辨证选穴】

1. 胸部伤血　膏肓。

2. 胸部伤气　中府。

【注意事项】

1. 胸部内伤后宜避风寒之邪和防止感冒。

2. 静卧休息，不宜过分活动。

3. 推拿手法不宜过重，嘱患者配合导气，疏导经脉。

【民间单验方】

1. 当归10克，赤芍12克，生地12克，延胡索20克，血竭12克，乳香10克，红花3克，大黄6克，姜黄3克，鳖甲12克，茄瓜根30克，红曲6克，赤小豆20克。将药物研细末，调拌白酒或醋，敷贴患处。

2. 香附14克，大黄12克，乳香20克，枳实10克。将药物研细末，调拌鸡蛋清，敷贴患处。

3. 瓜蒌20克，枳壳10克，陈皮20克，三棱12克，莪术10克。将药物研细末，调拌姜汁，敷贴患处。

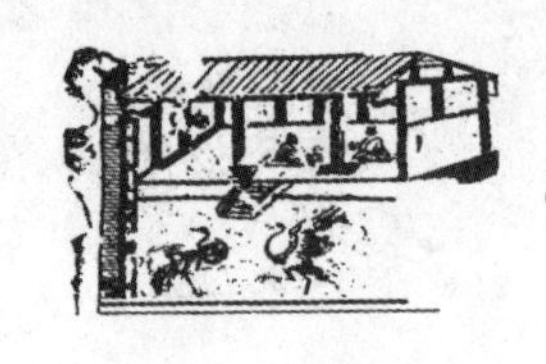

4. 三七 20 克，香附 12 克。将药物研细末，调拌凡士林，敷贴患处。

5. 葱汁 60 克，胡椒 12 克，丝瓜络 80 克。将药物捣烂，调拌麻油，敷贴患处。

八、腹部内伤

多因受拳击、足踢、车撞、高处坠下、跌打等所致。症见腹部疼痛，或有肿块，按之疼痛，或大便中夹黑血等。

【临床治疗】

配方：姜黄 6 克，羌活 12 克，干姜 12 克，栀子 20 克，乳香 12 克，没药 12 克。

选穴：疼痛处。

用法：将药物研细末，调拌凡士林，敷贴患处。施术前，应辨明各类腹部内伤，配合推拿、针灸、热熨等。

【辨证配方】

1. 腹部伤气者　香附 20 克，枳实 12 克，苏木 10 克。

2. 腹部伤血者　桃仁 12 克，大黄 10 克，牛膝 20 克。

【辨证选穴】

1. 腹部伤气者　期门。

2. 腹部伤血者　命门。

【注意事项】

1. 腹部损伤严重者，应观察大小便是否正常，有无便血。

2. 应卧床休息，不宜过分屈伸弯腰。

3. 配合服用中西药，饮食上切忌辛辣燥热之品。

【民间单验方】

1. 当归 12 克，赤芍 10 克，桃仁 10 克，槟榔 6 克，牡丹皮 10 克，大黄 8 克，香附 12 克。将药物研细末，调拌食盐加热，敷贴

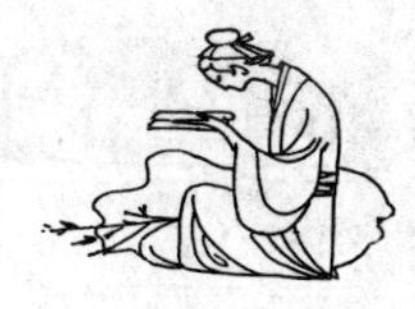

患处。

2. 韭菜 60 克，胡椒 6 克，大蒜 6 克。将药物捣烂，调拌面粉，敷贴肚脐。

3. 香附 20 克，法罗海 12 克，木香 6 克，桂枝 12 克，樟脑 3 克。将药物研细末，调拌凡士林或麻油，敷贴患处。

4. 黄柏 12 克，黄芩 12 克，大黄 10 克，姜黄 3 克，蒲黄 3 克，薄荷 3 克。将药物研细末，调拌凡士林或熬炼成膏剂，敷贴穴位。

九、骨髓炎

多因热毒注骨，顺经脉流行深透入骨，聚毒为病；或外伤感染，邪毒由伤口传导而成；或正气虚弱，毒邪侵袭，正不胜邪，内毒不能外散而深窜入骨等形成。症见患肢疼痛剧烈，不能活动，皮红焮热，成脓肿胀。

【临床治疗】

配方：大黄 12 克，黄柏 20 克，姜黄 6 克，白芷 12 克，天南星 12 克，陈皮 10 克，苍术 12 克，厚朴 10 克，甘草 6 克，天花粉 3 克。

选穴：患处。

用法：将药物共研细末，调拌凡士林或白酒，敷贴患处。

【辨证配方】

1. 初期疼痛　乳香 12 克，香附 20 克。

2. 后期化脓　穿山甲 10 克，牡蛎 12 克。

【辨证选穴】

一般可在患处上下、左右、前后配穴。

【注意事项】

1. 锻炼身体，增强机体的抵抗力。

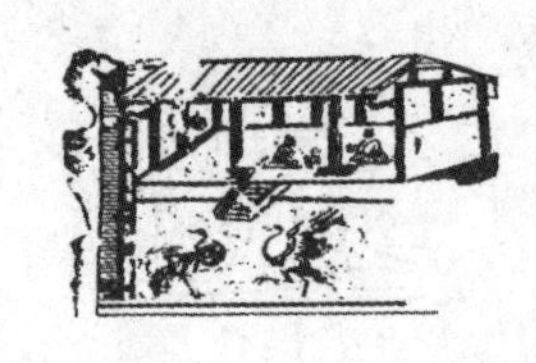

2. 对开放性骨折,要及时彻底清理创伤,防止感染。

3. 注意天气变化,避免风、寒、湿、热、火、毒之邪入里。

【民间单验方】

1. 侧柏叶 60 克,黄柏 30 克,大黄 6 克,薄荷 3 克,泽兰 20 克。将药物研细末,调拌蜂蜜或鸡蛋清,敷贴患处。

2. 熟石膏 12 克,升丹 3 克。将药物共研细末,调拌凡士林,敷贴患处。

3. 马齿苋汁 60 克,猪脂 12 克,蜂蜜 20 克。将药物熬制成膏,敷贴患处。

4. 制炉甘石 12 克,钟乳石 10 克,滑石 6 克,琥珀 3 克,朱砂 3 克,冰片 3 克。将药物共研细末,调拌凡士林,敷贴患处。

5. 地龙 30 克,穿心莲 12 克,穿山甲 12 克,乳香 12 克,牡蛎 12 克。将药物共捣烂或研细末,调拌鸡蛋清或童便,敷贴患处。

十、骨痨

多因先天不足或久病、产后体虚,使正气亏损,肝肾虚弱,筋肉骨骼不健,骨关节长期负重劳损,感受外邪,风寒湿热趁虚而入,沿经脉走窜入里,留于筋骨所致。症见骨关节、骨质破坏,活动障碍,夜间疼痛,全身倦怠,肌肉萎缩等。

【临床治疗】

配方:草乌 12 克,干姜 12 克,赤芍 10 克,白芷 6 克,天南星 10 克,肉桂 12 克。

选穴:患处。

用法:将药物研细末,调拌凡士林,敷贴患处。

【辨证配方】

1. 初期疼痛　乳香 12 克,桂枝 8 克。

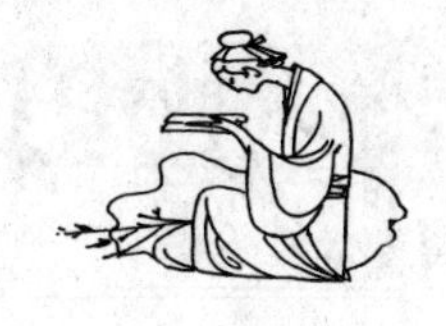

2. 后期萎缩　桑枝30克,穿山甲10克。

【辨证选穴】

1. 上肢部位　大椎。

2. 下肢部位　血海。

【注意事项】

1. 配合针灸、推拿和内服中药治疗。

2. 矫正畸形,采用夹板或金属支架,加强功能锻炼。

3. 切忌暴饮暴食,损伤脾胃,或过分劳累损伤筋骨。

【民间单验方】

1. 附子12克,艾绒30克。将药物捣烂,调拌黄酒,敷贴患处,然后温灸。

2. 麻黄12克,细辛12克,肉桂20克,牙皂6克,半夏6克,丁香6克,天南星12克,麝香0.3克,冰片2克。将药物研细末,调拌凡士林或熬炼成膏,敷贴患处。

3. 当归20克,白芷10克,白蜡10克,轻粉3克,甘草3克,紫草20克,血竭20克。将药物研细末,调拌麻油或熬成膏剂,敷贴患处。

4. 穿山甲10克,青木香6克,桂枝10克,乳香12克。将药物研细末,调拌鸡蛋清,敷贴患处。

十一、骨刺

多因肝肾不足,或长期坐站姿势不良,引起慢性劳损。症见足跟部压痛,行走或跳动时痛剧,掌跟部用力(握拿或按压)时疼痛,痛点明显。

【临床治疗】

配方:当归12克,没药12克,五加皮12克,皮硝10克,青皮10克,川椒6克,香附子12克,丁香6克,地骨皮12克,牡丹皮

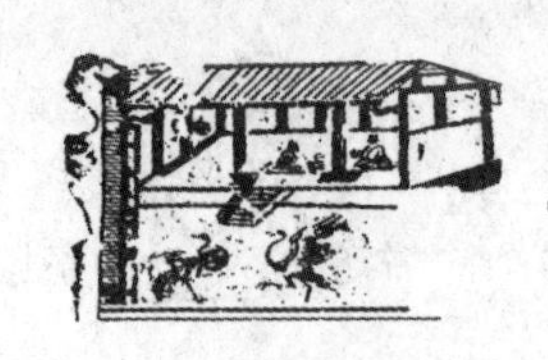

10克,老葱6克,麝香0.6克。

选穴:足跟部。

用法:将药物研细末,调拌醋或白酒,敷贴患处,配合针灸、推拿施术。

【辨证配方】

1. 肝肾不足　五味子12克,菟丝子20克。

2. 疼痛剧烈　穿山甲12克,川乌12克。

【辨证选穴】

1. 肝肾不足　涌泉、承山。

2. 疼痛剧烈　昆仑、委中。

【注意事项】

1. 患者以穿布鞋或软底鞋为宜。

2. 用适量的醋、盐、姜煎水,熏烫双足。

3. 行走时间不宜太长,少跳动,特别是不宜做直立足跟落地的跳动。

【民间单验方】

1. 五味子12克,乳香12克,牛膝20克。将药物研细末,调拌醋或白酒,敷贴患处。

2. 穿山甲8克,猪蹄骨12克,冰片3克。将药物共研细末,调拌凡士林或熬成膏剂,敷贴患处。

3. 大黄12克,桃仁12克,三棱12克,莪术10克,枳实10克,黄芩12克,羚羊角6克。将药物研细末,调拌食醋面粉,敷贴穴位或患处。

4. 大葱6克,姜汁12克,石菖蒲60克,艾叶60克,透骨草60克。将药物捣汁,调拌鸡蛋清、白酒,敷贴患处,然后温灸。

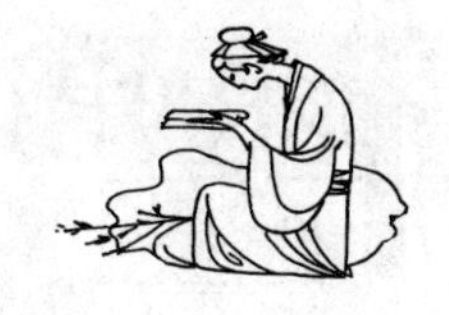

十二、骨肿瘤

多因阴阳失调、脏腑功能紊乱、气血不畅、经络受阻，或外邪趁虚而入，由经脉传入骨髓，引起病变。症见疼痛难忍，局部呈放射性疼痛、肿胀，活动功能障碍，食欲不振，精神萎靡，消瘦等。

【临床治疗】

配方：雄黄 3 克，雌黄 3 克，黄连 12 克，黄柏 12 克，黄芩 12 克，青木香 10 克，白芷 10 克，丁香 6 克，狼把草 12 克。

选穴：患处。

用法：将药物研细末，调拌凡士林或熬炼成膏，敷贴患处。

【辨证配方】

1. 肿瘤初期　穿心莲 12 克，穿山甲 12 克。

2. 肿瘤后期　麝香 0.6 克，青木香 12 克。

【辨证选穴】

一般在患处四周选穴。

【注意事项】

1. 临床上应综合施术和配合中药、手术、放射线、化学药物治疗。

2. 多给患者以精神安慰，尽量减少患者的恐慌情绪。

3. 注意保养脾胃，补充营养。

【民间单验方】

1. 黄柏 12 克，吴茱萸 20 克，姜 3 克，蒜 2 克，蝮蛇 20 克。将药物研细末，调拌凡士林，敷贴患处。

2. 鹿角 6 克，白蔹 12 克，麦饭石 12 克。将药物研细末，调拌白酒，敷贴患处。

3. 石灰 6 克，芒硝 12 克。将药物研细末，调拌麻油，敷贴患处。

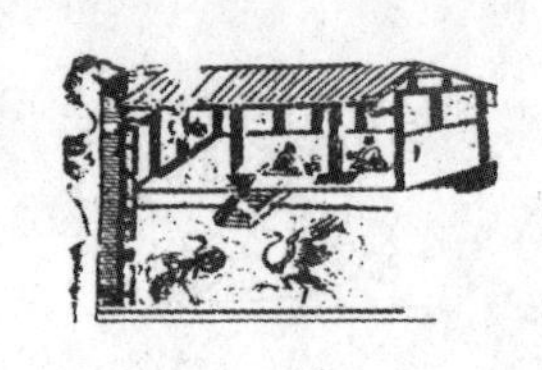

4. 田螺 2 个，地龙 20 克，龙骨 12 克，白及 12 克，寒水石 6 克，儿茶 12 克，黄丹 3 克，乌贼骨 12 克。将药物研细末，调拌凡士林或熬炼成膏，敷贴患处。

5. 蟾酥 12 克，蜣螂 12 克，蛤蟆 12 克，梧桐叶 12 克，羚羊角 6 克，牛蒡根 20 克，芫花根 20 克。将药物研细末，调拌凡士林或熬炼成膏，敷贴患处。

十三、虫蛇咬伤

因各种虫蛇咬伤，毒邪沿经脉传导入里所致。症见伤处发肿，皮肤发红或发紫坏死，局部烧灼样剧痛，或流出稀薄血水，严重者呼吸困难，神志不清，或呕吐不止等。

【临床治疗】

配方：半边莲 12 克，独角莲 12 克，七叶一枝花 12 克，白花蛇舌草 30 克。

选穴：咬伤处。

用法：将药物捣烂，调拌麻油或鸡蛋清，敷贴患处。

【辨证配方】

1. 咬伤初期　鱼腥草 60 克，葱白 6 克。

2. 咬伤后期　仙鹤草 20 克，蒲公英 60 克。

【辨证选穴】

在患处四周选穴。

【注意事项】

1. 咬伤肢体后应立即在肢体上端进行包扎，防止毒邪沿经脉上窜。

2. 迅速用小刀或针头扩大创口，挤压出血，或用拔罐吸血。

3. 蛇咬伤后也可用火柴数根，引火烧灼伤口，烧灼皮肉可减少毒液吸收。

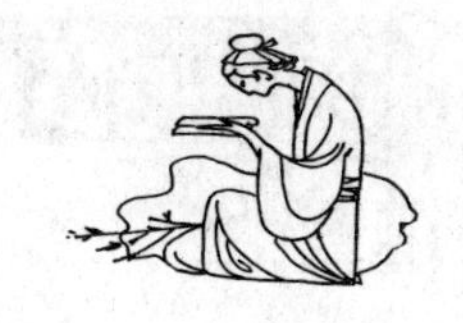

4. 后期伤口应进行消毒处理，配合服用药物。

【民间单验方】

1. 雄黄3克，香白芷12克，蚤休3克，半边莲12克，垂盆草30克，徐长卿12克。将药物研细末，调拌凡士林，敷贴患处。

2. 鱼腥草60克，木芙蓉叶30克。将药物捣烂，敷贴患处。

3. 扁豆叶60克。捣烂，调拌白矾水，敷贴患处。

4. 大蜗牛12克，明矾3克，蒲公英60克，夏枯草30克。将药物捣烂，调拌米醋，敷贴患处。

十四、水火烫伤

多因遭受沸水、蒸汽、沸油、热粥、石灰水或烈火、电、放射线、化学物质等烫、烧伤体表所致。症见皮肤潮红疼痛，发水疱，露红肉、筋骨，或表皮剥落，肌肉损伤。

【临床治疗】

配方：大黄6克，黄连12克，地榆12克，黄芩12克，黄柏12克，苍术10克，牡蛎6克。

选穴：患处。

用法：将药物研细末，调拌凡士林或麻油，敷贴患处。

【辨证配方】

1. 轻度伤　鱼腥草30克，蒲公英30克。

2. 重度伤　地龙30克，石膏10克。

【辨证选穴】

在患处四周配穴。

【注意事项】

1. 防止感染，避免风寒湿热之毒内犯，正确清理伤口。

2. 饮食宜清淡，忌食辛辣燥热之品或酥油等食品。

3. 伤后防止摩擦，保护伤口，减少活动。

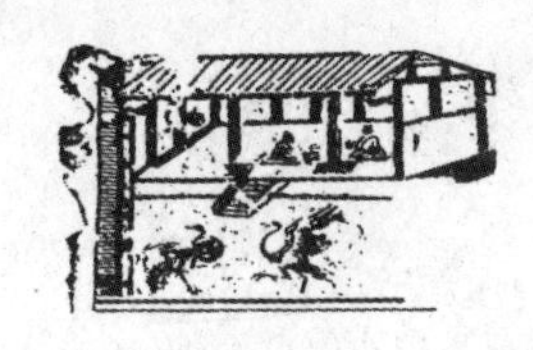

【民间单验方】

1. 石膏 10 克，大黄 6 克。将药物研细末，调拌麻油，敷贴患处。

2. 地龙 60 克。捣烂，调拌白糖，敷贴患处。

3. 大黄 12 克。研细末，调拌鸡蛋清，敷贴患处。

4. 寒水石 12 克，炉甘石 10 克，赤石脂 10 克，生石膏 12 克，冰片 3 克。将药物研细末，调拌凡士林或麻油，敷贴患处。

5. 石灰 20 克，麻油 6 克，冰片 3 克。将药物捣烂，敷贴患处。

6. 虎杖 30 克，黄连 12 克，金银花 60 克。将药物研细末，调拌童便，敷贴患处。

7. 酸枣树皮 60 克。捣烂，敷贴患处。

十五、外伤出血

指受各种刀伤、石头碰伤或跌打皮破所致的出血。

【临床治疗】

配方：象皮 12 克，乳香 12 克，龙脑 6 克，龙骨 12 克，琥珀 3 克，血竭 12 克，珊瑚 12 克。

选穴：患处。

用法：先将象皮烧存性，再加诸药研细末，敷贴患处。

【辨证配方】

1. 轻度出血　白及 12 克。

2. 重度出血　石膏 12 克。

【辨证选穴】

1. 头部出血　缺盆、颊车、听宫。

2. 上肢出血　中府、天府、天泉。

3. 下肢出血　髀关、冲门、阴廉。

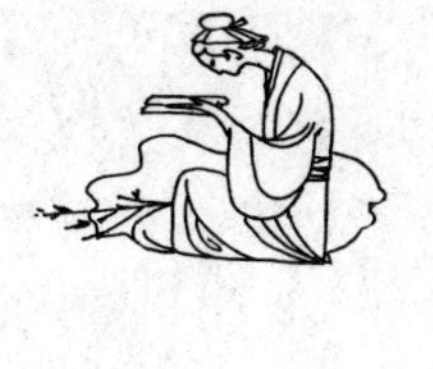

【注意事项】

1. 出血严重者,迅速在出血上端指压或用止血带止血。

2. 止血后,应立即进行包扎,可用止血棉或止血药粉。

3. 出血兼骨折患者,应正确抢救护理,恰当固定患肢,迅速止血,小心护送。

【民间单验方】

1. 降香 6 克,五倍子 12 克,红花 10 克,白及 12 克,血竭 12 克。将药物研细末,直接敷贴患处。

2. 黄柏 12 克,细辛 6 克。将药物研细末,调拌面粉,敷贴患处。

3. 龙骨 12 克,白及 6 克,石膏 6 克。将药物研细末,敷贴患处。

4. 老松香 6 克,煅枯矾 6 克。将药物研细末,敷贴患处。

5. 人头发 12 克。烧成灰,敷贴患处。

6. 苏铁叶 60 克。烧成灰,敷贴患处。